FACULTÉ DE DROIT DE PARIS.

THÈSE
POUR LE DOCTORAT

PAR

EMMANUEL BRUGNON.

DROIT ROMAIN :
DE PECULIO CASTRENSI

DROIT FRANÇAIS :
DE L'USUFRUIT LÉGAL

PARIS

IMPRIMERIE DE E. DONNAUD

9, RUE CASSETTE, 9

—

1863

FACULTÉ DE DROIT DE PARIS.

THÈSE

POUR

LE DOCTORAT

L'ACTE PUBLIC SUR LES MATIÈRES CI-APRÈS SERA SOUTENU
EN PRÉSENCE DE M. L'INSPECTEUR GÉNÉRAL GIRAUD.

le 6 août à deux heures.

PAR

EMMANUEL BRUGNON

né à Besançon (Doubs).

DROIT ROMAIN :

DE PECULIO CASTRENSI

DROIT FRANÇAIS :

DE L'USUFRUIT LÉGAL.

Le candidat répondra en outre aux questions qui lui seront adressées.

Président : **M. BUGNET,**

SUFFRAGANTS

MM. Pellat, doyen.
Vuatrin, — *Professeurs.*

Vernet,
Gide, — *Suppléants.*

PARIS

IMPRIMERIE DE E. DONNAUD,

9, RUE CASSETTE, 9

—

1863

A MON PÈRE, A MA MÈRE

A LA MÉMOIRE DE MES SŒURS

A MON ONCLE STANISLAS BRUGNON.

DROIT ROMAIN

DU PÉCULE CASTRENSE.

La puissance paternelle à Rome, quant à ses effets, était une création propre et exclusive du droit civil. Les Romains s'enorgueillissaient d'avoir donné à l'autorité du père de famille une énergie et une autorité inconnues avant eux : « *Nulli sunt alii homines, qui » talem in filios suos habeant potestatem qualem nos ha- » bemus.* » Groupée et resserrée autour du père, la famille romaine tout entière s'absorbait en lui; seul il était indépendant, *sui juris;* seul il était propriétaire.

Le fils ne pouvait rien acquérir en son nom personnel; les libéralités qu'il recevait, les fruits de son travail, le prix de ses services, tout profitait au père : car un seul patrimoine existait alors, celui du *paterfamilias. Quidquid ad filium pervenit, hoc patri adquiritur; qui in nostra potestate est, nihil suum habere potest* (Gaius, Comment. II, § 87.)

Sous plusieurs rapports cependant, pour l'exercice des fonctions publiques, par exemple, le *filius familias* était doué de la même capacité qu'un *paterfamilias.*

Filiusfamilias in publicis causis loco patrisfamilias habetur. Il avait même une capacité civile. Des tiers pouvaient être civilement ses créanciers, et avoir action contre lui. Dès qu'il était pubère, il pouvait s'obliger comme un véritable *paterfamilias*, sauf toutefois les restrictions du sénatus-consulte macédonien; mais, ainsi que nous l'avons dit, il n'avait pas de patrimoine propre.

Longtemps respectée et appliquée dans toute son étendue, la *patria potestas* se départit peu à peu de sa rigueur première, soit quant à la personne, soit quant aux biens de l'enfant.

Nous n'avons pas à énoncer et à suivre les restrictions tardivement apportées à l'absolu de la puissance paternelle sur la personne de l'enfant. Nous nous proposons seulement de montrer comment un droit de propriété distinct fut reconnu au fils; comment son individualité, se dégageant peu à peu de celle de son père, il put acquérir des biens propres et se créer une fortune personnelle.

Longtemps déjà avant l'Empire, s'était manifestée une tendance à restreindre l'étendue de cette puissance sans bornes. Ainsi, s'appuyant sur une idée de copropriété existant entre le père et le fils, les *prudentes* soumirent à certaines formalités l'exhérédation du fils. Le père resta, sans doute, maître de sa fortune; sans doute, il lui fut toujours permis d'exclure son fils; mais il dut désormais s'en expliquer formellement et l'exhéréder en termes exprès. Ainsi disparaissait le vieux principe de la loi des Douze Tables : *Uti pater legassit suæ rei, ità jus esto.*

Toutefois, ce n'était là que le prélude de dérogations plus importantes. L'abandon fait par le père au fils d'une faible partie de son patrimoine, *pusillum patrimonium*, fut un pas nouveau dans cette voie qui conduisit à modifier la situation du fils vis-à-vis de son père. D'assez bonne heure, ainsi que nous l'apprend Tite-Live (liv. 2, n° 41), le père abandonna à son enfant le produit de son travail, ou même confia à sa libre administration quelques biens destinés à fructifier entre ses mains. Ce fut là le pécule proprement dit, appelé *profectice*. Toutefois cet abandon fait par le père ne constituait au profit du fils qu'un droit essentiellement précaire et entièrement subordonné au bon plaisir du père.

« A peine, dit M. Mazeroll (2ᵉ partie, liv. 4, § 156,
» trad. de M. Pellat), à peine peut-on considérer comme
» un véritable adoucissement, celui des pécules qui
» est le plus ancien, et qu'on appelle souvent par ex-
» cellence, *peculium*. C'était, en effet, seulement par
» une conséquence de l'assimilation du fils de famille
» et de l'esclave, qu'une certaine somme, certains
» biens pouvaient leur être confiés également à tous
» deux, par le père ou par le maître, pour qu'ils en
» eussent l'administration, jusqu'à révocation, car
» ces biens restaient, sous tous les rapports, au père ou
» au maître avec tout ce qu'ils servaient à acquérir de
» nouveau. Cette séparation de fait d'un petit patri-
» moine n'avait d'importance juridique, qu'en ce que
» le père ou le maître devait reconnaître les actes d'ad-
» ministration de son fils ou de son esclave, comme
» les siens propres ; qu'il était tenu à cet égard envers

» les créanciers, *peculio tenus*, et qu'il pouvait laisser
» ce pécule au fils de famille ou à l'esclave en l'affran-
» chissant de sa puissance. »

Jusqu'à la fin de la République, le titre de propriétaire avait toujours été refusé au fils. Mais une fois que
le pécule *castrense* a pris naissance, le fils devient propriétaire : le pécule est sa chose propre, et à son égard,
bien qu'il ne cesse pas d'être *alieni juris*, et soumis à
la puissance paternelle, il joue le rôle d'un *paterfamilias*. Bientôt même, au témoignage de Justinien, il lui
est accordé le plus important de tous les droits pour un
Romain, celui de disposer de ce pécule par testament.

L'apparition du pécule *castrense* marque une date
importante dans l'histoire du droit civil romain. Jusque-là, en effet, les principes avaient été respectés, et
malgré quelques timides innovations, on peut dire que
le droit civil n'avait subi aucune altération fondamen-
tale. Une fois que le pécule *castrense* a pris naissance et
que le fils a acquis sur ce pécule un droit de propriété,
les principes s'effacent; le fils a désormais une personnalité distincte de celle du père; la famille romaine est
modifiée dans son essence, et le vieux droit quiritaire
est battu en brèche de toutes parts, par l'introduction
d'une institution nouvelle qui rompt ouvertement avec
les traditions du passé.

Il serait difficile d'assigner une date précise à la
naissance du pécule *castrense*. Toutefois nous voyons
qu'à la fin de la République, il avait conquis droit de
cité parmi les institutions romaines, et quand il reçut
des Empereurs la sanction législative, il était déjà consacré par un long usage et une pratique constante.

Cette réaction contre l'excessive rigueur du vieux droit romain fut puissamment favorisée par les guerres civiles. Au milieu des rivalités d'où sortit l'Empire, les chefs de partis, jaloux de se créer des auxiliaires nombreux et dévoués, adoptèrent avec empressement un moyen qui servait leur ambition. Lorsque l'armée fut devenue toute-puissante, et que les généraux purent, suivant leur caprice, créer et renverser les Empereurs, ceux-ci, suivant l'expression de Montesquieu, prodiguèrent les cajoleries à l'armée ; ils virent dans le pécule *castrense* un moyen d'enchaîner l'inconstance des soldats, et de prévenir le danger des révolutions militaires.

Suivant' une opinion assez généralement reçue, Jules César fut le premier créateur du pécule *castrense*. Il n'osa pas toutefois donner à une aussi grave altéraration des principes de l'ancien droit, un caractère définitif : *ea concessio temporalis erat.* (Ulpien, loi 1, *De testamento militis.*) Titus, et après lui Domitien affermirent la nouvelle institution. Nerva et Trajan s'en occupèrent dans le même sens, et se montrèrent d'une libéralité excessive à l'égard des soldats. *Postea divus Nerva plenissimam indulgentiam in milites contulit, cumque et Trajanus secutus est.* Enfin, Adrien permit la libre disposition testamentaire des biens du pécule *castrense* aux fils de famille vétérans, pourvu que leur congé eût des causes honorables : *Ignominiæ causa non missi.* (Loi 26, § 1, *De testamento militis.*)

Tel est en peu de mots, l'historique du pécule *castrense,* tel qu'il nous est tracé par Ulpien dans la loi 1, *De testamento militis.*

Demandons-nous maintenant :

1° De quels biens se compose le pécule *castrense?*

2° Quels sont les droits du fils sur ce pécule?

3° Quels sont les droits du père?

4° Quelles sont les innovations introduites par Justinien en cette matière?

CHAPITRE 1ᵉʳ.

—

QUELS SONT LES BIENS QUI COMPOSENT LE PÉCULE.

Paul, dans ses Sentences (liv. 4, § 3), définit le pécule *castrense* : *Quod in castris adquiritur vel quod proficiscenti ad militiam datur.* Macer ajoute dans la loi 11, *De castrensi peculio* : *Castrense peculium est quod a parentibus vel cognatis in militia agenti donatum est; vel quod ipse filiusfamilias in militia adquisiit, quod nisi militaret adquisiturus non fuisset : nam quod erat et sine militiâ adquisiturus, id peculium ejus castrense non est.*

Ces deux textes combinés nous donnent le principe qui doit nous servir à déterminer l'étendue exacte et la limite précise du pécule *castrense*. Seront compris dans le pécule, tous les biens qui adviendront au fils à l'occasion du service militaire. Seront exclus du pécule, tous les biens qu'il ne devrait pas à cette profession.

Toutes les solutions que nous donnerons dans la suite de ce chapitre, ne seront que des applications de la règle si nettement formulée par les jurisconsultes romains.

Et d'abord entreront dans le pécule *castrense* toutes

les récompenses ordinaires ou extraordinaires accordées aux militaires; c'est-à-dire :

La solde, dont le montant s'accrut depuis la première
guerre punique, jusqu'à Domitien. (Tacite *Annal.*,
liv. 2, chap. 16 ; — Tit.-Liv., iv, 50 ; Suét.)

La part de butin afférente à chaque soldat dans le
partage commun. Cette part était, d'après les usages
romains, singulièrement restreinte. Lorsqu'en effet
une ville avait été prise et livrée au pillage, tous les
objets enlevés étaient apportés au camp et réunis en
une seule masse. Là on procédait au partage ; les
objets les plus précieux étaient prélevés au profit de
l'Etat ; on faisait ensuite la part des Dieux, celle des
généraux, et il ne restait que bien peu de chose au
profit des soldats.

Faisaient aussi partie du pécule *castrense*, les pré-
sents des généraux qui, pour récompense d'un fait
d'armes éclatant, ou d'une valeur signalée, donnaient
aux soldats des objets précieux.

Les dons et distributions d'argent faits par les généraux vainqueurs qui obtenaient les honneurs du
triomphe.

Les largesses d'abord spontanées, puis bientôt de-
venues obligatoires, qui signalaient l'avénement de
chaque Empereur sous le nom de *donativum munus*.

Tels étaient, avant tout, les biens qui composaient
le pécule *castrense* ; mais il y avait d'autres causes
d'acquisition qui méritent une attention spéciale.

Si, au moment de partir pour l'armée, le fils reçoit
quelques cadeaux de son père, de ses ascendants ou
de ses amis, ces biens, étant donnés er vue du service

militaire, entreront, d'après les principes généraux, dans le pécule *castrense*. (Digeste, loi 11, *De castrensi peculio*.)

Ceci n'est vrai toutefois que si les biens donnés sont meubles ; les biens meubles entreront dans le pécule *castrense*, quelle que soit d'ailleurs la qualité du donateur.

Mais que décider si les biens donnés au fils de famille partant pour l'armée sont des immeubles ?

Si la donation est faite par le père de famille, elle est nulle ; le père donateur reste propriétaire de l'immeuble.

Si le donateur est un étranger, en principe, l'immeuble n'entre pas dans le pécule *castrense*, et vient, d'après les règles ordinaires, grossir la fortune du père. Ce résultat s'explique par l'intention présumée du donateur ; on pense avec raison que le donateur a voulu gratifier le père plutôt que le fils ; s'il en eût été autrement, il eût fait au fils une donation plus appropriée à ses besoins. Ici donc, ce n'est pas *occasione militiæ* que le fils a acquis l'objet donné, et l'immeuble, par conséquent, n'entrera pas dans son pécule *castrense*. Toutefois il faudrait décider autrement dans le cas où le donateur aurait formellement manifesté sa volonté. L'immeuble a pu être donné au fils pour qu'il fît partie de son pécule *castrense*, et s'il s'en est formellement expliqué, sa volonté sera respectée. (Loi 4, au Code *familiæ erciscundæ*.)

Donc, règle générale, si l'objet donné au fils de famille partant pour l'armée est un meuble, il entre dans le pécule *castrense* ; si c'est un immeuble, il en est exclu.

Une femme fait une libéralité au fils de son mari à son départ pour l'armée. Ulpien (loi 3 au D. *De castr. pec.*) déclare valable une pareille libéralité. Avant la création du pécule *castrense*, une semblable donation eût été frappée de nullité ; car, d'une part, les donations entre époux étaient prohibées, et, d'autre part, en l'absence du pécule *castrense*, les biens donnés au fils auraient profité au père, et la règle prohibitive des donations entre époux eût été violée. Depuis que le fils possède en propre les biens composant le pécule *castrense*, pareil résultat n'est plus possible, et dès lors rien ne s'oppose à la validité de la donation.

Supposons qu'une femme donne à son mari des esclaves pour qu'il les affranchisse. Nous avons à nous poser deux questions :

Et d'abord la donation sera-t-elle valable ? Les esclaves obtiendront-ils leur liberté ?

Ensuite, à supposer que les esclaves aient obtenu leur liberté, feront-ils partie, en tant qu'affranchis, du pécule *castrense* ?

Sur la première question, c'est-à-dire sur la validité de la donation, il ne saurait y avoir aucun doute. La donation est parfaitement valable. Ulpien (*Fragmenta*, tit. vii, § 1) déclare formellement qu'une femme peut donner à son mari des esclaves, *manu mittendi causa*. Dans ce cas, en effet, les craintes qu'inspiraient les donations entre époux pouvaient difficilement se réaliser. L'époux donataire ne s'enrichissait pas au détriment du donateur, les droits de patronage ayant, surtout, à Rome, un caractère honorifique. Toutefois il y avait certains avantages assez considérables attachés à la qualité de patron. C'est ainsi que les *operæ officiales* et les *operæ fabriles* étaient dues par l'affranchi au patron. C'est ainsi, surtout, que le patron succédait à l'affranchi, si celui-ci venait à mourir sans laisser d'héritiers siens. Nous croyons donc que la faveur accordée aux affranchissements était la cause première de cette exception.

La question de validité de la donation étant résolue, demandons-nous si les esclaves devenus libres pourront, en tant qu'affranchis, faire partie du pécule *castrense*.

Et d'abord un *filiusfamilias* peut-il avoir dans son pécule des droits de patronage? Sur ce point la législation romaine ne s'était fixée qu'après d'assez longues hésitations. Dans le principe, les droits de patronage appartenaient exclusivement au père. Julien, tout en réservant les droits du père, accorde au fils, sa vie durant, le bénéfice du patronage. *Sed quandiu vivit, præfertur in bona cjus patri.* Adrien, dans une de ses constitutions, donna une décision plus radicale et déclara que désormais les droits de patronage appartiendraient, sans restriction, au *filiusfamilias*.

Toutefois, dans notre espèce, il ne faut pas appliquer à la lettre cette décision. La question de savoir si les droits de patronage feront ou non partie du pécule *castrense*, est subordonnée à la distinction suivante : L'affranchi peut-il accompagner le fils à l'armée et lui rendre des services, le fils acquerra sur lui des droits de patronage qui seront compris dans le pécule *castrense*. L'affranchi doit-il, au contraire, rester dans la famille et y remplir des fonctions complétement étrangères au service militaire, les droits de patronage appartiendront au *paterfamilias.*

Tout ce que le fils acquiert pendant la guerre, *occasione militiæ*, fait nécessairement partie du pécule *castrense*, sans qu'il soit besoin de distinguer entre les meubles et les immeubles : *Prædia quæ ex occasione militiæ filiisfamilias adveniunt castrensi peculio cedunt.* (Loi 11, Code *familiæ erciscundæ.*)

Les distinctions que nous avons établies précédemment à propos des donations faites, soit par les père et mère, soit par les parents et alliés, cessent de s'appliquer toutes les fois que le donateur n'est entré en relations avec le donataire qu'à l'occasion du service militaire.

Ainsi, le fils est-il institué héritier par son compagnon d'armes, *commilitone*, l'hérédité sera comprise dans le pécule *castrense*. Nous supposons ici que le disposant donateur ou testateur n'est entré en relation avec le fils de famille qu'à l'occasion du service militaire. Mais il pouvait se faire qu'antérieurement à cette époque, il connût déjà le fils de famille. On décidait alors, sans difficulté, que la profession militaire avait été la cause déterminante de la libéralité, et que par là même, elle devait tomber dans le pécule *castrense.*

Mais que décider si le compagnon d'armes était un agnat du *filiusfamilias?* Ce cas, au témoignage de *Tryphoninus* (loi 19 *De castrensi peculio*), avait jeté des doutes dans l'esprit de Scævola : car, si cet agnat avait pu donner ou léguer ses biens au *filiusfamilias* uniquement en considération de la parenté, il aurait pu aussi ne pas en faire son donataire ou son héritier, si la vie commune dans le service militaire n'avait pas encore resserré les liens d'affection qui les unissaient déjà. Tryphoninus ne s'arrête pas à ces raisons de douter, et il tranche la difficulté par une distinction. La disposition est-elle antérieure au départ pour l'armée, les biens qu'elle comprend sont exclus du pécule *castrense;* si, au contraire, la disposition est postérieure à cette époque, les biens donnés ou légués sont compris dans le pécule : *Nobis ita videtur, si ante commilitium factum sit testamentum, non esse peculii castrensis eam hæreditatem; si postea, contra.*

Un rescrit de Gordien (loi 4 au Code *De castrensi peculio*) confirme cette décision en se fondant sur cette idée que la communauté de guerres et de travaux ayant resserré les liens de l'affection fraternelle, les biens, en réalité, ont été acquis *occasione militiæ,* et doivent, en conséquence, faire partie du pécule : *Etenim,* dit Gordien, *peregrinationis, laborem sociatum commilitii ejus, et obeundorum munerum consortium affectioni fraternæ nonnihil addidisse, quinimo vice mutua cariores invicem sibi eos reddidisse.*

Deux cousins germains sont tous deux à l'armée : mais ils servent dans des corps différents. L'un institue héritier son parent. Qui va profiter de l'institution? Ici nous ne donnons pas la même décision que dans l'espèce précédente. Nous accordons au père le bénéfice de l'institution, parce qu'ici la seule et véritable cause de la libéralité se trouve être le lien de parenté qui unit l'héritier au disposant.

Sera également exclue du pécule *castrense,* l'hérédité

laissée par une mère à son fils militaire : car ici, la libéralité s'explique assez par les liens du sang et la tendresse maternelle.

Il semblerait que la même décision dût être donnée dans le cas où c'est non plus une mère, mais une femme qui institue héritier son mari, lequel est fils de famille et militaire ; car, la libéralité, dans ce cas, ne peut avoir qu'une seule cause, savoir l'affection qui unit les deux époux. Toutefois, nous trouvons dans les lois 13 et 16 *De castrensi peculio*, un rescrit d'Adrien qui décide que l'hérédité laissée par une femme à son mari, fils de famille et militaire tombe dans le pécule *castrense*, et que par suite les esclaves héréditaires affranchis par le fils de famille militaire seront ses propres affranchis.

Cette décision de la loi 13 paraît contraire à celle de la loi 8 que nous avons vue précédemment. En effet, dans la loi 8 nous voyons que la donation ou le legs fait par une femme à son mari, fils de famille et militaire, ne tombe pas dans le pécule *castrense*, malgré la volonté contraire formellement exprimée. D'autre part, la loi 13 fait entrer dans le pécule l'hérédité laissée par une femme à son mari, fils de famille et militaire.

Telle est la difficulté. Plusieurs explications ont été proposées.

Cujas et Pothier trouvent la solution de la difficulté dans les lois *Julia* et *Papia Poppæa*. Ces lois, entre autres dispositions, enlevaient aux femmes stériles le droit de tester en faveur de leurs maris, et fixaient pour les libéralités *inter conjuges* de sévères limites qui variaient suivant le nombre des enfants, et qu'Ulpien nous indique dans son chapitre *De decimis*.

D'après Cujas et Pothier, le rescrit d'Adrien aurait eu pour but de soustraire les militaires à la sévère prohibition des lois *Julia* et *Papia Poppœa*. Suivant eux, dans la loi 13, il s'agit d'une femme stérile qui teste en faveur de son mari. La femme doit être nécessairement considérée comme ayant voulu lui faire une libéralité *occasione militiæ*. Autrement, elle eût fait un acte complétement inutile : car, d'une part, elle est stérile, et d'autre part la loi *Papia Poppœa*, comme nous l'avons dit, défend aux femmes stériles de tester en faveur de leurs maris. Mais, grâce au rescrit d'Adrien, la libéralité doit être considérée comme faite *occasione militiæ*; à ce titre, elle échappe à la prohibition de la loi *Papia*, et tombe dans le pécule *castrense*.

Au contraire, dans la loi 8, il s'agit d'une femme que n'atteint pas la loi *Papia* et qui peut valablement tester en faveur de son mari. Ici, pour valider la libéralité, il n'est pas besoin, comme dans la loi 13, de la supposer faite *occasione militiæ*. Elle s'explique suffisamment par la qualité du donateur, et ne doit pas être comprise dans le pécule *castrense*. La mention expresse qu'elle fera partie du pécule est inutile; elle est impuissante à faire entrer dans le pécule une libéralité qui ne trouve pas sa cause dans le service militaire.

Cette explication de Cujas et de Pothier n'est pas à l'abri de toutes critiques.

Rien, en effet, ni dans la loi 13, ni dans la loi 16 ne fait allusion au cas d'une femme stérile, et, comme telle, exposant son mari aux déchéances des lois caducaires.

D'ailleurs le rescrit d'Adrien fait tomber dans le pécule l'hérédité tout entière. Or, s'il s'agissait d'une femme stérile, l'hérédité ne tomberait dans le pécule que pour neuf dixièmes. En effet, la loi *Papia* permettant le legs d'un dixième, la libéralité, dans cette limite, aurait pour cause déterminante l'affection conjugale, et le legs serait exclu du pécule, jusqu'à concurrence de ce dixième.

Ajoutons, enfin, qu'on peut admettre l'abrogation de la théorie des dixièmes, en faveur des militaires, sans qu'il soit besoin pour cela de recourir au rescrit d'Adrien. Elle résulte évidemment des Fragments d'Ulpien, qui affranchit de la règle des dixièmes ceux qui sont éloignés pour un motif d'intérêt public. Or, le mari militaire doit être considéré comme absent pour le service de l'État.

En présence des raisons qui combattent cette explication, on a cherché une autre conciliation. Elle est longuement développée dans le *Novus Thesaurus* de Meermann (page 240 et suivantes). Voici en quoi elle consiste :

Dans l'espèce de la loi 13, le rescrit prévoit le cas d'un militaire qui est encore dans les camps. On comprend alors que la libéralité tombe dans le pécule *castrense:* car elle peut être considérée comme faite *occasione militiæ.* Au contraire, dans la loi 8, Ulpien se place en face d'un vétéran, et dès lors, le service militaire ne saurait être, en aucune façon, la cause déterminante de la libéralité.

Cette explication repose tout entière sur une prétendue distinction faite par les jurisconsultes entre les militaires en activité de service et les vétérans; mais il n'est nullement prouvé que telle ait été la pensée des jurisconsultes, et rien dans les textes n'autorise une semblable distinction.

Une troisième explication a été proposée. Il faut, a-t-on dit, distinguer entre les donations et legs d'un côté, et les hérédités de l'autre. Dans les lois 13 et 16, Adrien prévoit le cas d'une institution d'héritier faite par une femme au profit de son mari militaire, et, en la supposant valable, il se demande quel en sera le sort. Il la fait tomber dans le pécule *castrense*, uniquement par faveur pour la profession militaire. Ulpien se place en face d'une donation ou d'un legs; il les exclut du pécule, se conformant ainsi aux principes généraux, et refusant d'étendre aux donations et aux legs une faveur que le rescrit d'Adrien avait spécialement limitée aux institutions d'héritier.

Sans vouloir contester le mérite de l'explication précédente, ne peut-on pas dire, que la décision d'Adrien est un rescrit rendu dans des circonstances spéciales qui ont pu faire fléchir la rigueur des principes ? La loi 13 ne mentionne que la décision, sans rapporter le fait auquel elle s'applique. Si le rescrit nous fût parvenu en entier, peut-être aurions-nous trouvé dans les circonstances de fait le motif de la décision.

Quant à la dot qu'une femme apporte ou promet à son mari, le doute n'est pas possible; elle est exclue du pécule *castrense*. La loi 16, *De castrensi peculio* est formelle : *Dotem filiofamilic datam vel promissam in peculio castrensi non esse respondi*, dit Papinien. La raison de cette décision se trouve dans la destination même de la dot. La dot est destinée à subvenir aux charges du mariage. Or, tant que le fils reste dans la famille, peu importe qu'il ait ou non un pécule *castrense*, les charges du mariage sont supportées par le père, et c'est à lui que doit appartenir la dot. Que si le fils vient, d'une manière ou d'une autre, à sortir de la famille, c'est sur lui et sur lui seul que pèsent désormais les charges du mariage, et, par une juste compensation, c'est lui qui doit profiter de la dot, par application de la règle : *Ubi sunt onera matrimonii, ibi quoque dos esse debet.* Et cette décision, ajoute Papinien, n'a rien de contraire au rescrit d'Adrien rapporté dans la loi 13 : car, autre chose est la dot, autre chose est l'hérédité : *Nam hæreditas adventitio jure quæritur ; dos autem matrimonio cohærens, oneribus ejus ac liberis communibus qui sunt in familia confertur.*

Fait partie du pécule *castrense* tout ce qui vient s'y joindre par accession ou par l'effet de la consolidation. Si donc le père vient à perdre l'usufruit d'une chose dont le fils avait la nue propriété, le fils en acquerra pour son compte personnel la pleine propriété. (Loi 15 § 4, *De castrensi peculio.*)

A fortiori, entre dans le pécule, tout ce qui est acquis *ex rebus castrensibus*, par exemple, ce qu'un esclave du pécule acquiert d'un étranger par stipulation on par tradition. Cette acquisition, au témoignage de Papinien, a lieu, *sine distinctione causarum*, c'est-à-dire sans qu'il soit besoin de se demander si l'acquisition provient *ex causa militari* ou *ex alia causa*. En effet, continue le jurisconsulte, le fils de famille joue deux rôles ; il est *filiusfamilias* pour tout ce qui est étranger au pécule *castrense;* relativement au pécule, il est *paterfamilias*. L'esclave, au contraire, ne joue qu'un seul rôle ; en tant qu'esclave du pécule, il est complétement étranger au père pendant toute la vie du fils, et par suite, tout ce qu'il acquiert, soit par tradition, soit par stipulation profite au fils.

Après avoir examiné le cas où l'esclave a stipulé d'un tiers, le jurisconsulte se demande ce qu'il faudrait décider dans l'hypothèse où l'esclave aurait stipulé du père.

Que si l'esclave avait stipulé au nom du *paterfamilias*, pour fixer le sort de la stipulation il faudrait attendre la mort du fils, et voir s'il a laissé ou non son testament.

Si l'esclave du pécule *castrense* est institué héritier, il doit faire adition *jussu filiifamilias* et le bénéfice de l'institution d'héritier est acquis au pécule. (Loi 19, § 1, *De castrensi peculio.*)

Si l'institution d'héritier émane du père, l'esclave qui en est l'objet, ne deviendra pas libre et héritier comme il l'eût été, s'il eût fait partie du pécule *profectice;* mais il rendra son maître héritier et héritier nécessaire. (Loi 18, *Pr. De castrensi peculio.*)

Ajoutons, pour terminer ce qui a trait à la composition du pécule *castrense* qu'il peut se former rétroactivement. Tertullien, sur ce point, s'exprime d'une manière formelle. Il suppose un *paterfamilias*, par conséquent, une personne *sui juris* laquelle a acquis des biens qui eussent fait partie de son pécule *castrense,* si elle eût été *alienis juris*. Ce père de famille se donne en adrogation, pendant qu'il est encore au service ou même après son congé. D'après Tertullien, ce père de famille adrogé conservera cependant, en propre, les biens dont il doit l'acquisition à la profession militaire, et qui, s'ils n'eussent pas formé de masse distincte, auraient dû passer avec les autres dans les mains de l'adrogeant. (Loi 4, § 2, *De cas tr. pec.*)

CHAPITRE II.

—

DROITS DU FILS SUR LE PÉCULE CASTRENSE.

Le *filiusfamilias* qui a un pécule *castrense*, peut être considéré sous un double point de vue. Si on l'envisage, abstraction faite de son pécule, il est, en tous points, assimilé à un *filiusfamilias*. Il est sous la dépendance de son père, et subit toutes les incapacités inhérentes à la qualité de fils de famille. Si, au contraire, on le considère en tant que propriétaire de son pécule *castrense*, il joue un rôle complétement indépendant; il a une personnalité juridique, distincte de celle de son père.

Les droits du fils sur son pécule *castrense* se résument dans le principe suivant : relativement à son pécule, le fils est traité comme un véritable *pater familias. Filiusfamilias*, dit Ulpien, *in castrensi peculio vice patrum familiarum funguntur.* (Ulpien, Loi 11, *ad senat.-cons. Mac.*)

De ce principe si nettement formulé par Ulpien dérivent des conséquences aussi nombreuses qu'importantes.

Pendant sa vie le fils est propriétaire incommutable de son pécule *castrense*. On peut donc, à beaucoup d'égards, affirmer que ce pécule échappe à l'action du père. Le père n'en peut rien retenir, quand il fait sortir le fils de la famille, soit en le donnant en adoption, soit en lui conférant le bénéfice de l'émancipation. (Loi 12 au Digeste, *De castr. pec.*)

Le fils exerce sans contrôle les actions relatives à son pécule, et cela, même malgré son père.

Institué héritier par un de ses compagnons d'armes, il peut faire adition sans le consentement de son père. (Loi 5, *De castr. pec.*)

Il peut faire des donations entre-vifs ou *mortis causa*, affranchir des esclaves, et acquérir sur eux des droits de patronage.

Les conséquences de la quasi-assimilation du fils à un *paterfamilias* sont curieuses à étudier surtout en ce qui concerne les obligations.

On connaît les règles qui, *jure communi*, régissent le *filiusfamilias*, quant aux dettes par lui contractées.

En principe, le fils de famille qui n'est pas propriétaire d'un pécule *castrense*, peut néanmoins s'obliger civilement. (Loi 3, § 4, *De minoribus.*) Les tiers envers lesquels il s'est obligé ont le droit de le poursuivre, même pendant qu'il est encore soumis à la puissance paternelle, à l'effet d'acquérir contre lui l'action *judicati*. Mais là s'arrête le droit du créancier. Il est obligé d'ajourner l'exécution de la sentence, jusqu'au jour où le fils deviendra *sui juris*, par la cessation de la puissance paternelle. Et même, à cette époque, le créancier n'a pas encore l'exercice de son droit dans toute sa plénitude : car le fils peut lui opposer soit le bénéfice de compétence, soit l'exception résultant du sénatus-consulte macédonien.

En vertu du bénéfice de compétence, le débiteur ne pouvait être poursuivi par ses créanciers que *quatenus facere poterat*.

Quant au sénatus-consulte macédonien, il avait été introduit dans le but de réprimer l'usure et de prévenir les abus résultant des emprunts d'argent faits par les fils de famille. Ce sénatus-consulte refusait toute action soit contre le père, soit contre le fils, même devenu *sui juris*, au prêteur qui avait fourni de l'argent à un fils de famille sans le consentement du *paterfamilias*. (Digeste, loi 1, *ad senat.-cons. mac.*; Inst. de Just., liv. 4, tit. 7, § 7.)

Ces principes du droit commun, en matière d'obligations, reçoivent de graves dérogations, lorsque le fils qui s'est obligé est propriétaire d'un pécule *castrense*. En effet, non-seulement le créancier peut, dans ce cas, acquérir contre son débiteur l'action *judicati*; mais il peut immédiatement procéder aux actes d'exécution, et poursuivre le recouvrement de sa créance sur les biens *castrenses*.

Dans les limites de ces biens, le sénatus-consulte macédonien cesse d'être applicable.

Ici se place l'examen d'une difficulté qui est résolue par la loi 1, § 9, au Digeste, *De separationibus*. Il s'agit de régler le conflit qui peut s'élever lors de la vente des biens *castrenses*, entre les créanciers du fils antérieurs à son départ pour l'armée, et les créanciers postérieurs. Devrons-nous établir entre eux des causes de préférence ou bien viendront-ils concurremment se faire payer sur les biens *castrenses*? Le préteur (loi 1, § 9, au Digeste, *De separationibus*) déclare que les créanciers qui ont contracté avec le fils depuis son départ pour l'armée doivent primer les créanciers antérieurs.

En principe, et d'après le droit commun, aucun contrat ne peut valablement intervenir entre le père et le fils. Soit que le fils stipule de son père, soit qu'il lui promette et réciproquement, le contrat est également nul. (*Inst. de Just., De inut. stipulat.*) Il en est tout autrement lorsque le fils a un pécule *castrense*. Il peut valablement contracter avec son père, et, soit qu'il stipule de lui, soit qu'il lui promette dans les limites toutefois de son pécule *castrense*, le droit civil admet et sanctionne, soit sa créance, soit sa dette. (Loi 15, § 1, au Digeste, *De castr. pec.*)

Le fils peut également plaider contre son père. Toutefois, par respect pour le caractère paternel, il devra demander l'autorisation du magistrat pour forcer son père à comparaître devant la justice. (Loi 4, au Digeste, *De judiciis* et loi 8, *De in jus vocando.*)

Si le fils est en contestation avec des tiers, quant au pécule *castrense*, c'est contre lui qu'ils devront intenter leur action, sans que l'ascendant puisse être mis en cause. Dans aucun cas, le père ne pourra être poursuivi pour les dettes contractées par le fils dans les limites de son pécule *castrense*. Que si le père s'offre de lui-même au procès, il devra, comme un mandataire ordinaire, s'engager avec fidéjusseur, et s'il intente les actions au nom de son fils, il sera forcé de promettre sa ratification. (L. 18, § 5, au Digeste, *De castr. pec.*)

Ainsi donc pour les acquisitions qu'il fait, pour les

hérédités qu'il recueille, pour les obligations qu'il contracte, pour les procès qu'il soutient, pour les actions qu'il intente, le fils relativement à son péculo *castrense*, est considéré et traité comme un véritable *paterfamilias*.

Il nous reste à étudier le plus important des priviléges concédés aux fils de famille militaires, celui de disposer par testament de leurs biens *castrenses*.

Le fils de famille militaire est libre désormais de régler sa succession comme il l'entend. Pourvu que son testament ait été fait *in castris* et qu'il soit mort moins d'un an depuis son congé, il est affranchi des formes rigoureuses du droit civil, et ne relève que des prescriptions larges et faciles, établies pour le testament militaire. Or, les priviléges accordés aux militaires n'étaient pas seulement des priviléges de formes, ils touchaient au fond même du droit. Ainsi, les militaires pouvaient instituer héritiers les déportés et presque tous ceux avec lesquels on n'avait pas *factio testamenti*, ou qui n'avaient pas le *jus capiendi*. Ils n'étaient pas soumis à la nécessité d'une déclaration formelle, pour exhéréder leurs enfants; leurs testaments n'étaient pas rescindés pour inofficiosité; ils pouvaient léguer plus des trois quarts de leurs biens, mourir partie *testats*, partie *intestats*.

Ce dernier privilége nous amène à l'explication de la loi 19, § 2, au Digeste, *De castr. pec.*, dans laquelle Tryphoninus résout une difficulté qui s'était présentée. Voici l'espèce sur laquelle raisonne le jurisconsulte : Un fils de famille qui n'est plus à l'armée a testé sur son péculo *castrense;* son père est mort, puis lui-même est ensuite décédé, ignorant la mort de son père dont il était, sans le savoir, l'héritier nécessaire. Si ce *filiusfamilias* eût été militaire, tandis qu'il faisait son testament, il n'y aurait pas de difficulté; car, sa qualité de militaire l'eût affranchi de la règle qui défend de mourir partie *testat*, partie *intestat*. Mais la loi 19, § 2, suppose qu'au moment où il a fait son testament, il était *paganus* et, comme tel, soumis à la règle : *Nemo partim testatus, partim intestatus decedere potest.* Cela posé, quel sera le sort du testament? Tryphoninus compare ce fils de famille à un homme qui se croit pauvre, lorsqu'il rédige son testament, et meurt, sans savoir que des opérations faites par un de ses esclaves à l'étranger l'ont subitement enrichi. Il conclut en considérant comme non écrite dans le testament du fils, la clause *ex castrensi peculio*, et, en conséquence, il attribue à l'héritier institué non-seulement les objets du pécule *castrense*, mais encore les biens compris dans l'hérédité du père. (Loi 19, § 2, au Digeste, *De castr. pec.*)

Il suit, comme conséquence naturelle du droit de tester, que le fils de famille militaire jouit du bénéfice de la loi *Cornelia*.

Supposons un fils de famille ayant testé sur son pécule *castrense*. Après avoir fait son testament, il tombe en captivité, et bientôt après il meurt chez l'ennemi. Régulièrement il ne devrait pas avoir d'héritier testamentaire, car étant tombé en esclavage, il a subi la *maxima capitis deminutio* et son testament est devenu *irritum*. Mais, grâce à la fiction de la loi *Cornelia*, il est considéré comme étant mort le jour

même où il est tombé en captivité, et cette rétroactivité du moment de la mort au jour de la captivité permet de prononcer la validité du testament qui, sans la
loi *Cornelia*, serait frappé d'une complète nullité.

Remarquons que la loi *Cornelia* bien antérieure par
sa date à la création du pécule *castrense* (an de Rome,
686), ne faisait mention que des *patres familias*. Eux
seuls alors avaient la *factio testamenti*. Cette *factio testamenti* ayant été depuis accordée aux fils de famille
militaires, on avait cru utile d'étendre à leur profit
l'application de la loi *Cornelia*. Cela nous explique
pourquoi la loi 14 Pr. de notre titre, prend la peine de
nous dire que la loi *Cornelia* s'applique aux fils de famille militaires. L'histoire seule peut nous fournir l'explication de cette disposition qui, sans cela, paraîtrait
inutile en présence de la faculté de tester accordée aux
fils de famille militaires.

En supposant que le fils de famille ait testé sur son
pécule, demandons-nous, si lorsque l'héritier fait adition, le pécule doit être considéré comme une véritable
hérédité.

La question doit être examinée dans deux hypothèses.

Et d'abord, avant l'adition d'hérédité, le pécule
doit-il être considéré comme une *hæreditas jacens* à laquelle on puisse appliquer la règle : *Hæreditas jacens
in plerisque vicem defuncti sustinet?*

La question était douteuse en droit romain, et nous
avons sur ce point deux textes de Papinien.

Dans le premier qui forme la loi 18, au Digeste *De
stipulatione servorum*, Papinien refuse d'appliquer au

pécule la maxime *hœreditas jacens*. Il se fonde sur ce que les constitutions impériales ont introduit en faveur du *filiusfamilias* un privilége qui doit être interprété restrictivement.

Le jurisconsulte tire immédiatement une conséquence pratique de la solution qu'il vient de donner. En supposant qu'un esclave commun à Mœvius et au pécule *castrense* ait stipulé dans l'intervalle qui s'écoule entre la mort du *filiusfamilias* et l'adition d'hérédité, tout le bénéfice de la stipulation, suivant Papinien, doit être acquis à Mœvius.

Le second texte est la loi 14, § 1, *De castr. pec.* Ici Papinien applique au pécule la règle : *Hœreditas jacens*, et, comme conséquence, il attribue au pécule le bénéfice des acquisitions faites pendant l'intervalle par un esclave de ce pécule.

Il nous reste à examiner la question dans la seconde hypothèse, c'est-à-dire, après l'adition d'hérédité.

Ici tous les jurisconsultes sont d'accord pour considérer le pécule comme une véritable hérédité. Nous en pouvons tirer de nombreuses conséquences, notamment quant à la possibilité de la *hœreditatis petitio*, et de l'action *familiœ erciscundœ*, quant à l'obligation de payer les dettes *ultra vires*, et enfin quant à la durée des actions héréditaires contre l'héritier.

Bien que par suite des explications précédemment données, le père paraisse complétement étranger au pécule *castrense*, il n'en faudrait pas conclure que même sur ce point, la puissance paternelle fût complétement annihilée entre ses mains. Tant que dure la vie du fils, le père n'a aucun pouvoir sur ce pécule. Mais si le fils est mort sans avoir usé des priviléges qui lui étaient concédés, la puissance paternelle reparaît. Il en résulte pour le père des droits importants qui feront l'objet du chapitre suivant.

CHAPITRE III.

—

DROITS DU PÈRE SUR LE PÉCULE CASTRENSE.

Le principe général, en cette matière, c'est que le père ne peut pas empiéter sur les droits du fils.

Cela posé, plusieurs hypothèses se présentent :

1re HYPOTHÈSE. *Le filiusfamilias a institué un étranger et celui-ci a fait adition.*

Ici, absence complète de droits pour le père. Une seule question se présente, c'est celle de savoir si l'on doit, dans ce cas, appliquer au pécule le principe : *Hæreditas jacens vicem defuncti sustinet,* avec toutes les conséquences qui en résultent. Nous avons examiné et résolu la question dans le chapitre précédent en parlant des droits du fils sur le pécule.

2e HYPOTHÈSE. *Le fils est mort intestat.*

Le père reprend alors le pécule jusque-là soustrait à son pouvoir. Il est considéré comme ayant toujours été propriétaire du pécule. Le principe de la rétroactivité s'applique dans toute sa force. Le pécule revient au père, non pas *jure hæreditatis,* mais *jure pristino, jure peculii.* De là plusieurs conséquences importantes.

Et d'abord, le père n'étant pas héritier n'est pas tenu de payer les dettes *ultra vires.* Les créanciers ne peuvent le poursuivre que *de peculio,* et cela, pendant un an seulement, à partir de la mort du fils. Si les objets composant le pécule se trouvent entre les mains d'un tiers, le père ne pourra pas exercer la *hœreditatis petitio*, il sera obligé d'exercer la *rei vindicatio;* et la distinction a ici une importance pratique considérable. Si, en effet, le père pouvait intenter la *petitio hœreditatis*, il réclamerait en bloc le pécule comme une *universitas juris;* mais comme il n'a que la revendication, il devra réclamer en détail, *singulatim*, chacun des objets composant le pécule.

Le principe de rétroactivité appliqué à l'acquisition du pécule par le père exerce une influence considérable relativement aux actes faits par le père sur le pécule pendant la vie du fils.

Pour déterminer le sort des actes faits par le père sur le pécule, une distinction est nécessaire. Il faut distinguer entre les actes qui produisent leur effet immédiatement et ceux dont l'effet ne doit se produire que dans l'avenir. Les premiers sont entachés d'une nullité absolue, radicale, et que toute circonstance ultérieure est impuissante à couvrir. Tel est, par exemple, le cas d'un esclave *castrense* que le père aurait affranchi par la vindicte. Cet affranchissement serait complétement nul. En effet, pour pouvoir valablement affranchir un esclave par la vindicte, il faut nécessairemeut en avoir eu la propriété au moment de l'affranchissement. Or, à cette époque, le père n'était pas propriétaire de l'esclave, et une fiction, quelqu'étendue qu'elle soit, est impuissante à donner rétroactivement au père une propriété qu'en réalité il n'avait pas. (Loi 19, § 4, au Digeste, *De castrensi peculio.*)

Quant aux actes qui ne sont destinés à produire leur effet que dans l'avenir, leur sort est en suspens pendant toute la vie du fils. Nuls si le fils survit à son père, ou si étant précédé il a transmis son pécule à un héritier institué, ils sont valables dans le cas contraire.

Tryphoninus nous fournit une application de ce principe dans la loi 19, § 2 de notre titre. Il suppose que le père a affranchi par testament, un esclave *castrense;* puis, que le fils est mort *intestat;* que le père est ensuite décédé, et il se demande quel sera le sort du legs de liberté fait à l'esclave. L'esclave obtiendra-t-il sa liberté? Le jurisconsulte expose les raisons de douter :

Et d'abord, bien qu'on applique le principe de la rétroactivité à l'acquisition du pécule par le père, il n'en est pas moins vrai qu'au moment où le père a fait son testament, il n'était pas propriétaire de l'esclave ; cet esclave appartenait au fils, et, dit le jurisconsulte, il est de toute évidence qu'un esclave ne peut pas appartenir à la fois à deux personnes pour la totalité : *Occurrebat enim non posse dominium apud duos pro solido fuisse.*

En second lieu, le fils pouvait, de son vivant, affranchir son esclave, et, s'il l'eût fait, l'affranchissement eût été valable conformément à la constitution d'Adrien.

Enfin, si le père et le fils fussent décédés en même temps, après avoir tous deux affranchi un esclave *castrense* par testament, l'esclave aurait tenu sa liberté non pas du père, mais du fils.

Malgré toutes ces raisons de douter, le jurisconsulte se décide en faveur de la liberté : car, dit-il, les droits du père sur le pécule n'ont d'autres limites que ceux du fils. Or, le fils étant mort *intestat*, le père est censé avoir toujours été propriétaire du pécule, et, par conséquent, de l'esclave affranchi.

Ainsi se trouve confirmé le principe que nous avons précédemment posé, quant aux actes faits par le père sur le pécule, et qui ne doivent produire leur effet, qu'après la mort du fils.

Nous avons dit que, lorsque le fils était mort *intestat*, le père reprenait le pécule *jure pristino*, et que par suite, le pécule ne devait pas être considéré comme une hérédité.

De cette idée dérive une conséquence importante relativement à la *collatio bonorum*.

On connait les circonstances qui donnaient lieu à la *collatio bonorum*. Supposons qu'un père ayant deux fils retienne l'un sous sa puissance, tandis qu'il a émancipé l'autre. Toutes les acquisitions faites par celui qui est resté en puissance ont profité au père, tandis que celui qui est sorti de puissance a acquis pour son compte personnel. Cela posé, lorsque l'enfant émancipé arrive à la succession de son père, en vertu de la vocation prétorienne, il doit *conferre* tous les biens qu'il a acquis depuis l'émancipation.

Ainsi se trouve rétablie entre les deux enfants, l'un resté en puissance, l'autre émancipé, l'égalité qui, sans la *collatio*, serait complètement détruite.

Le principe en cette matière, c'est que l'enfant émancipé doit *conferre* tout ce dont il est propriétaire au moment de la mort du père.

Ces principes une fois rappelés, passons à l'examen

de l'espèce posée et résolue par le § 22, de la loi 1 au Digeste, *De coll. bon.*, qui a plus spécialement trait à notre matière.

Ulpien, dans cette loi, suppose que celui qui doit faire la *collatio* a un fils propriétaire d'un pécule *castrense*, et il se demande si, dans tous les cas, le pécule devra être compris dans la *collatio*. Et d'abord, supposons que le fils propriétaire du pécule soit déjà mort au moment du décès du *de cujus*. Supposons de plus qu'il soit mort *intestat*. Le père reprend alors le pécule, *jure pristino*, *jure peculii*. En vertu de la rétroactivité, il est considéré comme ayant toujours été propriétaire du pécule, il doit donc, sans difficulté, en faire la *collatio*.

Le jurisconsulte passe ensuite à une autre hypothèse. Il suppose que le fils propriétaire du pécule a institué son père héritier, et qu'il lui a donné un substitué vulgaire. Si le père néglige de faire adition, le substitué vulgaire sera là pour recueillir l'hérédité. Ce n'est que lorsque le substitué vulgaire aura négligé de faire adition, que le pécule reviendra au père *jure peculii*, et que, par conséquent, il sera obligé d'en faire la *collatio*.

3ᵉ Hypothèse. — *Le fils a testé; mais l'héritier institué n'a pas fait adition.*

Ici nous appliquons encore le principe de la rétroactivité. Nous disons, le père, par suite de l'omission de l'héritier institué reprend le pécule ; mais il le reprend *jure peculii*, en sorte qu'il est considéré comme en ayant toujours été propriétaire.

Si le principe de la rétroactivité tel que nous venons

de l'exprimer, avait été franchement adopté dans toutes ses conséquences, par les jurisconsultes romains, nous rencontrerions peu de difficultés dans l'explication des textes. Mais il n'en avait par été ainsi. Unanimes pour admettre certaines conséquences du principe posé, ils avaient reculé devant d'autres. De là des hésitations, des controverses dont les textes nous offrent la trace.

La première conséquence du principe de rétroactivité consistant à refuser au pécule le caractère d'une hérédité était à l'abri de toute controverse. De même les jurisconsultes étaient unanimes pour imposer au père qui, par suite de l'omission de l'héritier institué reprenait le pécule, l'obligation d'en faire la *collatio*.

Mais des doutes nombreux s'étaient élevés, sur la validité des affranchissements testamentaires.

Sur ce point, nous avons un texte. C'est la loi 19, § 5 *De castrensi peculio*. Voici l'espèce, sur laquelle raisonne le jurisconsulte Tryphoninus : Le fils est mort après avoir institué un héritier ; l'héritier n'a pas fait adition. Quel sera le sort du legs de liberté fait à l'esclave par le père ? Le jurisconsulte se trouve en face de deux idées. D'une part, entre le moment de la mort du fils et le moment où l'héritier a répudié, il s'est écoulé un certain temps, pendant lequel le pécule a joué le rôle d'une *hœreditas jacens*. Il le faut bien, ajoute le jurisconsulte ; autrement pendant l'intervalle le pécule aurait appartenu au père, et si, plus tard, quelqu'un avait fait adition, il aurait fallu dire qu'il tenait le pécule du père, ce qui est absurde.

D'autre part, l'héritier ayant répudié, on peut appliquer le principe de la rétroactivité, et dire que le père n'a jamais cessé d'être propriétaire.

Si nous appliquons l'idée de rétroactivité, nous validons l'affranchissement de l'esclave ; car le père est considéré comme ayant toujours eu la propriété du pécule, et, par conséquent, de l'esclave affranchi. Mais alors se présente une difficulté. Supposons que dans l'intervalle entre la mort du fils et la répudiation de l'héritier, quelqu'un avec qui le père n'aurait pas eu le *jus capiendi* ait fait un legs à l'esclave du pécule. Si nous appliquons le principe de la rétroactivité, nous considérerons le père comme ayant toujours été propriétaire du pécule et, par conséquent, de l'esclave légataire. Dès lors, le *jus capiendi*, quant au legs fait à l'esclave, s'appréciera dans la personne du père, et comme nous avons supposé que la libéralité provenait d'un tiers avec lequel le père n'avait pas le *jus capiendi*, le père ne profitera pas du legs.

Que si maintenant dans l'invertalle entre la mort du fils et la répudiation de l'héritier, nous considérons le pécule comme une *hœreditas jacens*, nous attribuons au père le bénéfice d'une libéralité faite à l'esclave par un tiers, quand bien même le père n'aurait pas eu vis-à-vis de ce tiers, le *jus capiendi* : car lorsque le legs est fait à une *hœreditas jacens*, le *jus capiendi* ne s'apprécie ni dans la personne du défunt, ni dans celle de l'héritier institué. Mais, d'un autre côté, en considérant le pécule comme une *hœreditas jacens*, on est forcément amené à annuler le legs de liberté fait par le père à l'esclave. En effet, au moment où le père a fait son testament, l'esclave ne lui appartenait pas.

Ainsi, soit qu'on applique le principe de la rétroactivité, soit qu'on considère le pécule comme une *hæreditas jacens*, on rencontre de sérieuses difficultés.

Néanmoins, et tout bien examiné, le jurisconsulte se décide pour l'idée de rétroactivité, et il valide le legs de liberté fait à l'esclave, tout en avouant que cette décision n'est pas très-conforme aux principes.

Nous avons à nous demander maintenant quel est le sort des acquisitions faites par l'esclave du pécule pendant que l'héritier délibère. La question doit être examinée successivement à deux points de vue, quant aux acquisitions entre-vifs et quant aux legs.

Et d'abord quant aux acquisitions entre-vifs.

L'héritier institué omet l'hérédité. Que vont devenir les acquisitions et principalement les stipulations faites par l'esclave du pécule pendant que l'héritier délibérait? Il s'agit de savoir si les stipulations pourront se soutenir du chef du père ; car la maxime : *hæreditas jacens* n'a plus rien à faire ici, puisque le caractère d'hérédité dont le pécule avait été provisoirement revêtu se trouve rétroactivement effacé, par suite du refus d'adition.

Selon Papinien, la stipulation est nulle : car une stipulation s'apprécie d'après l'époque où elle a été formée, et celle-ci ne peut se soutenir du chef de personne, ni du chef de l'héritier, puisque l'hérédité a été omise, ni du chef du père, puisqu'à cette époque l'esclave qui l'a faite ne lui appartenait pas. En un mot, Papinien repousse ici le principe de la rétroactivité. (Papinien, loi 18, *au Digeste : De stipulatione servorum. —* Loi 4, *De Castrensi peculio.*)

Ulpien émet une opinion directement contraire à

celle de Papinien. Dans la loi 33, *De adquirendo rerum dominio*, il proclame sans hésiter, en faveur du père, le principe de la rétroactivité avec toutes ses conséquences. Suivant lui, il est bien vrai qu'au moment où la stipulation est intervenue, l'esclave n'appartenait pas au père ; mais, par suite de l'omission d'hérédité, le père a dû être considéré, comme ayant toujours été propriétaire du pécule, et par suite de l'esclave qui a stipulé. La stipulation doit donc être considérée comme ayant été faite par un esclave du père, et dès lors, elle se soutient du chef du père. Ulpien ajoute que telle est l'opinion de Scævola et de Marcellus.

Ulpien reproduit sa théorie dans la loi 9 de notre titre. Il prouve par des exemples, que le fait de devenir propriétaire rétroactivement, n'est nullement insolite. Ainsi, un citoyen romain est tombé en captivité. Son fils meurt à Rome pendant la captivité de son père. Le fils a-t-il été *sui juris?* A-t-il acquis pour son compte personnel ? On ne le sait pas immédiatement ; il faut attendre pour se prononcer. Si le père revient, en vertu du *postliminium*, il recueillera rétroactivement *jure peculii*, les acquisitions faites par son fils. Que si le père meurt chez l'ennemi, il est considéré comme étant mort au moment même où il a été fait prisonnier. Dès lors, le fils aura été *sui juris*, à partir du même jour, et ses héritiers légitimes recueilleront rétroactivement les biens par lui acquis.

Si nous supposons que l'acquisition faite par l'esclave résulte non pas d'une stipulation, mais d'un legs, les jurisconsultes sont d'accord pour décider que le legs est valable.

Papinien lui-même donne cette solution. Il se fonde sur ce principe, que, pour apprécier la validité d'un legs, il faut se placer au moment où *dies legati cedit*. Or, *dies legati cedit*, au moment où s'ouvre le droit du père, c'est-à-dire, après la répudiation de l'héritier.

Revenons à la stipulation. En résumé nous avons vu qu'il y a contradiction entre la loi 33, *De adquirendo rerum dominio*, et les lois 18, *De stipulatione servorum* et 14, *De castrensi peculio*.

Ulpien accorde au père le bénéfice de la stipulation faite par l'esclave *deliberante hærede*. Papinien déclare inutile une semblable stipulation ; mais, tout à coup, dans la dernière partie du texte, il termine par ces mots qui renversent toute sa théorie : *Sed paterna verecundia nos movet, quatenus et in illa specie, ubi, jure pristino, apud patrem peculium remanet, etiam adquisitio stipulationis, vel rei traditæ per servum fiat.* Cette fin de la loi est si directement contraire à la loi 18, *De stipulatione servorum*, du même jurisconsulte ; elle est si peu en harmonie avec la distinction qu'il fait dans le § 2, de notre même loi 14, que les commentateurs ont tous reconnu, sans hésitation, que les derniers mots *sed paterna verecundia*, etc., n'appartenaient pas à Papinien. Mais à qui ce passage doit-il être attribué ? Tel est l'objet de la controverse.

Cujas et Pothier pensent que c'est une note d'Ulpien. Voici, à ce sujet comment s'exprime Cujas : *Quod subjicitur in tertia parte est nota Ulpiani ad Papinianum, apparet ex lege in eo quod de adquirendo rerum dominio, 33. Supprimitur nomen Ulpiani, nomen ejus qui notat Papinianum. (Cujacii oper. posth. I, quæst. Pap. lib. XXVII.)*

M. Pellat pense au contraire qu'on doit voir là une des nombreuses interpolations dues aux rédacteurs des Pandectes. On reconnaît en effet, dans la phrase attribuée à Papinien, le style des compilateurs de Justinien. Ainsi le mot *quatenus* qui, dans la langue des jurisconsultes classiques, exprime une idée de limite, et signifie *jusqu'à concurrence de*, est ici synonyme de *ut*, *au point que*. De plus, de la comparaison du § 1 avec le § 2, de la loi 14, il résulte clairement, que Papinien a voulu établir une opposition entre la stipulation et le legs ; la stipulation, dont la validité s'apprécie au moment où *dies cedit*, la stipulation nulle, le legs valable. Or que deviendrait cette opposition, si Papinien s'inspirant soit de la *verecundia paterna*, soit de tout autre motif, eût validé la stipulation à l'égal du legs ? Pour maintenir l'opposition entre les deux idées, et par conséquent, pour donner au § 2 un sens raisonnable, il faut nécessairement admettre l'interpolation.

4ᵉ Hᴠᴘᴏᴛʜèsᴇ. — *Le fils a testé, et il a institué pour héritier son père.*

Deux cas sont alors à considérer.

Et d'abord, le père peut faire adition. Il recueille alors les biens *castrenses* non plus *jure peculii*, mais *jure hæreditatis.* De là plusieurs conséquences que nous avons déjà indiquées. Le père a une *hæreditatis petitio ;* il est tenu de payer toutes les dettes du pécule, même *ultra vires ;* la poursuite des créanciers n'est renfermée dans aucun délai.

S'il y a des legs, le père doit les acquitter. Mais peut-il se prévaloir de la loi Falcidie? En d'autres termes, le père pourra-t-il, comme un héritier ordinaire, retenir le quart? La nature du testament est ici chose importante à noter. En effet, si les legs sont contenus dans un testament non militaire, le père pourra retenir le quart. Au contraire, la loi Falcidie sera inapplicable, si le testament est un testament militaire.

Si le père refuse de faire adition, il recueille le pécule *jure peculii*, et non plus *jure hæreditatis*. Mais quel va être l'effet de cette répudiation, quant aux legs mis par le fils à la charge du père institué? Les legs seront-ils exécutés, ou bien seront-ils frappés de nullité?

Pour résoudre cette question il est nécessaire de se rappeler un édit du préteur (*Si quis omissa causa testamenti*) dont le but est de veiller à l'exécution des testaments et de déjouer les calculs de ceux qui renonceraient à la vocation testamentaire, pour s'en tenir à la vocation *ab intestat*, et par là faire tomber les legs mis à leur charge.

Cela posé, si le père renonce à la vocation testamentaire, dans le but frauduleux de faire tomber les legs, il sera passible de la peine édictée par le préteur, et les légataires auront contre lui une action, à l'effet de faire exécuter les legs. Si, au contraire, la renonciation n'implique de la part du père aucune intention frauduleuse, tel serait, par exemple, le cas où l'actif du pécule ne serait pas suffisant pour désintéresser les créanciers, alors les legs tombent complétement. (Digeste, loi 17, § 1, *De castrensi peculio.*)

De même qu'on a étendu l'application de la loi Falcidie au cas où le père a été institué par son fils dans un testament non militaire, faut-il également étendre l'application du sénatus-consulte Pégasien, lorsque le fils au lieu de tester, a fait des codicilles dans lesquels il a imposé à son père, à titre de fidéicommis, la charge de restituer son pécule à un tiers ?

La question est posée et résolue par le jurisconsulte Paul, dans la loi 18, *Ad legem Falcidiam.*

Pour bien comprendre ce texte, il est nécessaire de rappeler brièvement l'historique de la loi Falcidie. Cette loi créée d'abord en vue des legs avait été étendue successivement aux fidéicommis laissés par testament, puis aux fidéicommis laissés par codicilles.

Cela posé, voici l'espèce sur laquelle raisonne le jurisconsulte.

Un fils de famille vétéran a prié son père de remettre après sa mort, de lui père, son pécule *castrense* à Lucius Titius. La question s'élève de savoir si le père pourra retenir la quarte, en se fondant sur la constitution d'Antonin qui soumet à la Falcidie, même les fidéicommis laissés *ab intestat.*

Le jurisconsulte expose les raisons de douter. La loi Falcidie ne peut s'appliquer qu'aux hérédités. Or, ici le père prend le pécule non pas à titre d'*hæres*, mais bien *jure pristino, jure peculii.*

Peut-être, ajoute Paul, pourrait-on tirer une nouvelle raison de douter de ce qui se passe dans la loi Cornelia. En vertu de cette loi, le fils qui, après avoir fait son testament, est tombé en captivité, est considéré comme étant mort aussitôt après la confection de son testament. Son hérédité est traitée comme une hérédité ordinaire, et on lui applique la Falcidie. Le jurisconsulte repousse cette objection. Le but de la loi Cornelia, dit-il, est de créer une hérédité, là où, dans la rigueur des principes, il n'y en aurait pas. Ici, le résultat est directement contraire. On ne saurait donc tirer d'un cas à l'autre, aucun argument d'analogie.

Après avoir ainsi exposé et discuté toutes les raisons de douter, le jurisconsulte finit par décider que le père pourra retenir la quarte. Il considère donc le père, par rapport au pécule, comme un véritable héritier. Et cela, ajoute-t-il, n'est pas sans précédent dans le droit. Ainsi, si le fils avait institué le père héritier sur son pécule *castrense* et que le père, dans le but frauduleux de faire tomber les legs, abandonne la vocation testamentaire pour prendre le pécule, *jure peculii*, il serait traité comme un héritier, et on lui appliquerait l'édit du préteur (*Si quis omissa causa testamenti*).

Après avoir déterminé la composition du pécule, et avoir exposé quels sont sur ce pécule les droits, soit du fils, soit du père, il nous reste à examiner les innovations introduites en cette matière par Justinien.

CHAPITRE IV.

INNOVATIONS DE JUSTINIEN.

Avant Justinien, quand le fils de famille mourait *intestat*, au père seul appartenait le droit de recueillir les biens *castrenses*. Toutefois le temps avait apporté de notables restrictions aux droits du chef de fa-famille.

Le pécule adventice créé par Constantin permettait au fils de laisser des héritiers *ab intestat*, au nombre desquels l'ascendant ne figurait plus en première ligne. Déjà dans l'ordre des successions on faisait prédominer les liens du sang sur la puissance paternelle. Justinien étendit au pécule *castrense* ce mode de succession.

A défaut d'héritiers testamentaires, se présentaient dès lors pour recueillir les biens *castrenses* :

1° Les descendants du *de cujus ;*

2° Ses frères et sœurs ;

3° Le père.

Le *paterfamilias* ne vient donc plus ici qu'en troisième ligne. Mais vient-il toujours, comme autrefois par droit de pécule, ou bien seulement par droit héréditaire ?

Les commentateurs sont divisés sur ce point. Voici le texte qui fait l'objet de la controverse : *Si vero intestati decesserint, nullis liberis, vel fratribus superstitibus, ad parentem eorum peculium, jure communi pertinebit.* Les mots *jure communi* sont diversement interprétés.

Suivant M. Ortolan, ces mots signifient *jure peculii.* Cette opinion est celle de Cujas qui, dans ses notes sur les Instituts de Justinien, s'exprime ainsi : *Jure communi, id est quasi peculium paganum : atque ita filiusfamilias, in castrensi peculio, non omnino sustinet jus patrisfamilias.*

M. Ortolan développe cette doctrine et il invoque à l'appui de son opinion, l'autorité de Théophile l'un des rédacteurs des Institutes. Théophile, dans sa Paraphrase, s'exprime ainsi : *Jure communi, id est, tanquam peculium paganum.* Ce texte si formel n'exclut-il pas toute espèce de doutes.

Cependant Vinnius soutient l'opinion contraire. Suivant lui les mots *jure communi* sont synonymes de *jure hœreditario.*

La controverse, d'ailleurs, perdit tout intérêt, lors de la promulgation des novelles 118 et 127.

Le père fut, dès lors, considéré comme un héritier ordinaire ayant même le droit de concourir avec les frères germains.

A côté du pécule *castrense*, nous voyons dans les institutions romaines un autre pécule qui, restreint à son origine, prit plus tard, sous le nom de *peculium quasi castrense* un développement assez considérable. Ce pécule fut d'abord composé des sommes gagnées par les officiers dans l'exercice de leurs fonctions et des libéralités que leur faisait l'Empereur. Plus tard Arcadius et Honorius, puis Léon et Anthemius y firent entrer les sommes gagnées dans les fonctions d'avocat ou d'assesseur des magistrats. Enfin Justinien comprit dans ce pécule toutes les libéralités faites par l'Empereur.

Constantin créa une quatrième sorte de pécule que les commentateurs ont appelé *adventice*. Nous allons en parler en étudiant les origines de notre usufruit paternel.

DROIT FRANÇAIS

ORIGINES DE L'USUFRUIT PATERNEL.

Avant d'entrer dans l'étude des règles tracées par le Code Napoléon demandons-nous quelle est l'origine de l'usufruit paternel. L'usufruit paternel a été puisé à une double source, le droit romain et le droit coutumier. Mais en cette matière, comme en beaucoup d'autres, les emprunts faits par le législateur au droit coutumier sont beaucoup plus considérables que ceux faits aux traditions romaines.

Nous devons cependant donner quelques détails sur le pécule *adventice*, origine première de notre usufruit légal. Nous parlerons ensuite avec plus de détails du droit de garde qui semble surtout avoir guidé le législateur dans l'organisation de l'usufruit paternel.

DU PÉCULE ADVENTICE.

I. — *Son origine.* — Le pécule *adventice* est le complément des modifications apportées aux droits du père sur les biens du fils, modifications que nous avons étudiées en détail quand nous avons traité du pécule *castrense.*

Le pécule *adventice* apparaît sous Constantin, il ne porte alors que sur les biens échus à l'enfant dans la succession de sa mère.

Arcadius et Honorius y ajoutèrent toutes les libéralités, succession testamentaire, succession *ab intestat,* legs, fidéicommis, donation, qui viendraient à l'enfant d'un ascendant maternel.

Théodose et Valentinien firent entrer dans le pécule tout ce qu'un époux reçoit de son conjoint. Léon et Anthémius y comprirent les donations entre fiancés.

Enfin, Justinien prit une décision plus radicale et plus absolue. Il décida que le pécule *adventice* comprendrait, déduction faite, bien entendu, des biens qui entrent dans les pécules, soit *castrense,* soit *quasi-castrense,* toutes les acquisitions faites par le fils ; sont exceptées toutefois les acquisitions provenant *ex re patris,* ou des libéralités faites au fils, *contemplatione patris.*

Tout en signalant l'usufruit du pécule *adventice* comme l'origine de notre usufruit légal, nous devons indiquer entre le droit romain et le droit français, sur ce point, trois différences importantes :

1° En droit romain, le *paterfamilias* seul, a l'usufruit du pécule *adventice*. Chez nous, le père a l'usufruit, à l'exclusion de l'aïeul, et après la mort du père, l'usufruit appartient à la mère.

2° A Rome, l'émancipation n'éteignait pas les droits du père sur le pécule *adventice*; elle ne faisait que les restreindre. Dans notre droit, l'usufruit légal cesse complétement par l'émancipation.

3° En droit romain, la mort du fils n'éteignait pas le droit du père ; le père continuait de jouir du pécule *adventice* jusqu'à son décès. En droit français, la mort de l'enfant est une des causes d'extinction de l'usufruit légal.

II. *Droits du père sur le pécule adventice.* — Le père est usufruitier du pécule *adventice*; mais sa position diffère de celle d'un usufruitier ordinaire. Il a des pouvoirs assez étendus et qui s'expliquent par la double influence de la *verecundia paterna*, et des souvenirs du vieux droit romain. Ainsi, il est dispensé de fournir caution, de donner hypothèque, de rendre compte de son usufruit, quand il prend fin. Justinien nous donne le motif de cette faveur particulière : *paterna verecundia eum excusante.* Le père exerce seul toutes les actions. Toutefois (loi ult. § 3, *bonis quæ, lib.* au Code) il doit demander le consentement de son fils, si celui-ci est présent, et arrivé d'ailleurs à l'âge de raison.

Les actes d'aliénation et d'hypothèque sont interdits au père et le tiers acquéreur même de bonne foi ne peut pas prescrire tant que dure la jouissance du père. On permet néanmoins au père d'aliéner les choses susceptibles de détérioration et les biens nécessaires pour subvenir aux besoins de la famille, ou

pour servir au paiement des legs ou fidéicommis de
'hérédité dont il a l'usufruit.

Les obligations du *paterfamilias* sont énumérées
par Justinien. (Loi 8, § 3, au Code *de bonis quæ lib.*)
Elles sont, en général, l'acquittement des charges
qui grèvent les revenus, et, par conséquent, elles incombent à l'usufruitier ordinaire. Le père doit, par
exemple, acquitter sur les revenus, les charges usu-
fructuaires, payer les legs ou fidéicommis de rentes
annuelles; il doit, de plus, nourrir et entretenir le
nu-propriétaire du pécule *adventice;* mais cette obligation a pour cause plutôt le caractère paternel que
la qualité d'usufruitier : *Non propter hæreditatem, sed
propter naturam ipsam et leges.* (Loi 8, § 5, au Code
de bonis quæ lib.)

En droit français, l'usufruit légal cesse par la mort
de l'enfant ou par son émancipation. En droit romain,
il n'en était pas de même ; ainsi que nous l'avons dit,
le droit d'usufruit sur le pécule *adventice* survivait à
la puissance paternelle; le père continuait d'avoir
jusqu'à sa mort la jouissance du pécule. Que s'il
émancipait son fils, Constantin avait d'abord échangé
son droit d'usufruit contre le tiers en pleine propriété
des biens *adventices;* Justinien décida que le père qui
émancipait son fils retiendrait l'usufruit de la moitié
du pécule, *pretio quodammodo emancipationis.* (*Inst.
de Just. lib.* 2, tit. ix, § 2.)

Le père peut renoncer à son droit de jouissance, et,
à sa mort, les cohéritiers du fils ne pourront rien lui
réclamer pour l'avantage qu'il a recueilli par suite de
la renonciation du père. (Loi 6, § 2, au Code *De bonis
quæ lib.*)

III. *Droits du fils sur le pécule adventice.* — Les droits du fils sur le pécule *adventice* sont restreints. Il ne peut ni aliéner, ni hypothéquer sans le consentement du père. (Loi 8, § 5, au Code *de bonis quæ lib.*) Il est incapable de plaider relativement à son pécule. On lui refuse le droit de faire une donation à cause de mort. Enfin il ne peut pas tester.

Des constitutions impériales établirent pour le pécule *adventice*, un ordre de succession *ab intestat*, dans lequel le père n'arrive qu'en troisième ligne; il est primé par les descendants d'abord, puis par les frères et sœurs.

Les novelles 117 et 118, conservent le premier rang aux enfants; elles donnent le second aux frères et sœurs germains en concours avec le père, qui, alors, est privé de l'usufruit des biens qui ne tombent pas dans son lot.

En droit romain, comme en droit français, l'usufruit du père avait un caractère universel. Toutefois, il y avait des cas où le père était privé de l'usufruit du pécule *adventice*, des cas où le fils pouvait avoir la pleine propriété de certains biens. Il y avait alors ce que les commentateurs ont appelé le pécule *adventice irrégulier* ou *extraordinaire*.

Déjà, à l'époque du droit classique, des rescrits impériaux avaient fait fléchir en faveur du fils la rigueur des principes. Mais c'étaient là des décisions isolées rendues dans des cas spéciaux. Sous la législation du Code et des Novelles, ces décisions se multiplient, en même temps qu'elles se généralisent, et ce qui n'était jusque-là que l'exception devient désormais la règle.

Le pécule extraordinaire se présente pour le fils ;

1° Lorsque des biens ont été donnés ou légués au fils, avec la condition expresse que le père n'en aurait pas la jouissance. (Novelle, 117, chap. 1.)

2° Lorsque le fils a accepté une succession à ses risques et périls, sans l'autorisation du père. (Loi 8, au Code *de bonis quæ lib.*)

3° Lorsque le père a abandonné son droit de jouissance.

4° Les biens attribués aux enfants quand il y a divorce des parents sans motifs légitimes. (Nov. 134 cap. 14.)

5° Les biens recueillis par les enfants en concours avec leur père dans la succession de leur frère.

6° Enfin, suivant quelques auteurs, il faudrait y comprendre ce que les textes du Digeste et des Novelles appellent le *legatum militiæ, jus militiæ,* c'est-à-dire, le legs, l'investiture d'une fonction publique.

Ces principes étaient généralement admis et suivis dans les pays de droit écrit, c'est-à-dire dans le midi de la France, où les traditions romaines s'étaient surtout conservées. Ce n'était pas qu'on y suivît la compilation de Justinien. On s'attachait plutôt au Code Théodosien. Quoiqu'il en soit, la théorie des pécules nous apparaît comme ayant reçu de tout temps son application, sauf quelques différences secondaires. Dès le vi° siècle, elle se dessine dans le *Breviarium Alaricum;* elle se reproduit dans le *Petrus* ou *Petri exceptiones* recueil de droit romain composé à Valence, vers le milieu du xi° siècle. On la retrouva dans la compilation de Justinien au xii° siècle, lors de la rénovation des études de droit romain, sous l'influence de l'école de Bologne.

GARDE NOBLE ET BOURGEOISE.

Nous diviserons nos développements sur cette matière en trois chapitres.

Le premier sera consacré à l'examen du droit de bail ou de garde dans le droit féodal.

Dans le second, nous étudierons les principes suivis en dehors du régime féodal jusqu'au commencement du XIV° siècle.

Enfin le troisième sera plus spécialement consacré à l'étude de la garde noble et bourgeoise.

Après avoir recherché l'origine du bail, nous en étudierons les diverses transformations. Nous verrons comment de réel il devient personnel ; comment peu à peu, à mesure que le régime féodal s'affaiblissait, la garde se substitua au bail ; comment enfin, on dut accorder à la bourgeoisie, ce qui, dans le principe, était le privilége exclusif de la noblesse.

CHAPITRE Ier,

—

DE LA GARDE OU DU BAIL DANS LE DROIT FÉODAL.

L'origine de la garde noble paraît devoir être rapportée à l'institution des fiefs.

Lorsque les bénéfices devinrent héréditaires, il fallut concilier le principe de l'hérédité, avec la charge du service militaire, principale obligation du vassal envers son suzerain.

Le vassal, lors de l'investiture du fief, devait entre autres choses, promettre de *servir le seigneur en ses guerres*. Le service militaire qui était l'essence même du régime féodal devait se faire sans interruption. Or, si l'héritier du vassal se trouvait incapable de remplir l'obligation du service militaire à raison ou de son âge ou de son sexe, l'intérêt seigneurial, était en souffrance. Pour obvier à ce danger, on donna au seigneur, en dédommagement du service qui n'était pas fourni, la jouissance du fief. De là, la garde seigneuriale.

Cette garde ne s'appliquait qu'aux fiefs nobles tenus par foi et hommage à ces fiefs, que la coutume de Normandie appelle fiefs de *haubert*, c'est-à-dire de *haute justice*. (Cout. de Normandie, art. 215.)

Les droits du gardien sur l'héritage se rapprochent beaucoup de ceux d'un usufruitier ordinaire. Il recevait les fruits et les *issues*, mais pour nous servir des expressions du Grand-Coutumier de Normandie « *sauns* « *faire wast de boys, destruccion de tenements, exil de vil-* « *leyns ou vente de terres.* » Par compensation de ce droit de jouissance le seigneur était privé d'un autre droit que lui accordaient les usages reçus, celui d'exiger sous le nom de *rachat* ou de *relief* une certaine somme à chaque mutation de vassal, notamment en cas de mutation par succession.

Le seigneur gardien avait deux obligations principales :

1° Il devait entretenir les choses dans l'état où le vassal les avait laissées à sa mort.

2° Payer les arrérages des rentes seigneuriales et foncières qui échéent pendant la garde.

Mais, en général le seigneur gardien n'était tenu d'aucune obligation quant à la personne et autres biens du mineur. Le contraire cependant, avait lieu dans trois cas:

1° Si le tuteur et les autres parents consentaient à ce que le seigneur reçût la garde de la personne et des autres biens du mineur. (Cout. de Normandie, art. 218.)

2° Si le mineur n'avait pour tous biens, que le fief dont le seigneur reprenait la jouissance. Le seigneur alors devait entretenir le mineur.

3° Quand un mineur succédait à un fief mouvant directement du prince, en sa qualité de prince. La garde comprenait alors outre le fief et la personne du mineur, tous ses autres biens, même ceux qui survenaient pendant la garde. (Grand-Coutumier de Normandie, ch. 33.)

Nous avons supposé que le seigneur pouvait être le prince, le premier des seigneurs féodaux. Il y avait alors non plus seulement *garde seigneuriale*, mais *garde royale*. Cette garde royale prit naissance en Normandie, dès l'origine de la féodalité, fut conservée par le Grand-Coutumier du xiii* siècle, reproduite dans la rédaction officielle de la fin du xvi* siècle, et abolie seulement par la loi des 15-28 mars 1790. D'abord établie au profit du duc de Normandie elle passa, quand cette province fut réunie à la couronne, sur la tête du roi de France, de ducale, elle devint royale.

Il y avait entre cette garde royale et la garde seigneuriale proprement dite, deux différences.

1° En vertu des principes qui régissaient spécialement cette institution, le prince avait le droit de comprendre et de réunir dans sa garde, tous les fiefs et biens quelconques échus au mineur, ainsi que sa personne. (Grand-Coutumier, chap. 33.)

2° La garde royale ne finissait que lorsque le mineur avait atteint vingt et un ans accomplis.

La garde était souvent fort onéreuse pour les seigneurs : elle les privait d'ailleurs de leur droit de *relief*. Aussi vit-on les seigneurs chercher le plus que possible, à se décharger du fardeau de la garde. En 1275, Jean-le-Roux, duc de Bretagne renonça par un acte formel à son droit de garde, moyennant l'abandon des revenus d'une année de tous les biens laissés par chacun de ses vassaux à sa mort, soit que l'héritier fût majeur, soit qu'il fût mineur. Ces transactions devinrent très-fréquentes ; peu à peu, le droit de garde attribué aux seigneurs fut supprimé et remis en d'autres mains, c'est-à-dire à certains parents du mineur.

Mais quels étaient précisément ces parents? Sur ce point, trois systèmes différents :

Un premier système est exposé par les Assises de Jérusalem. Dans le vieux droit féodal, tel qu'il nous est retracé par ce document, le bail appartient au père, et même à la mère veuve, à leur défaut au plus proche parent du lignage d'où procède le fief, et la garde de la personne au plus proche des parents à qui le fief ne peut jamais échoir : « Bail ne deibt mie garder mer- « miau... Et ce fust establi por que l'eir fust gardé de « perill, et le bail de honte et de péchié.» (Assises de la Haute-Cour, livre de Jean d'Ibelin, chap. 170.) Cette combinaison, cette séparation du bail et de la garde sont une conséquence de la défiance qu'inspiraient les parents et que nous trouvons exprimée dans ce proverbe rimé (Philippe de Navarre édit. de M. Beugnot).

> « Ne doit mie garder l'agnel ,
> » Qui en doit avoir la pel. »

Les Établissements de St-Louis, (chap. 17, liv. 1) contiennent une disposition semblable.

Toutefois, il y avait à ces principes une exception introduite en faveur des père et mère lesquels pouvaient cumuler la garde et le bail. Il y avait alors ce qu'on appelait baillage entier.

Baumanoir dans les *Coutumes de Bauvoisis* indique un second système. Le droit accordé au survivant des père et mère est le même que celui qu'il exerce ordinairement en dehors du régime féodal sur les biens du mi-

neur qui n'a pas recueilli de fief. Il n'y a pas incompa-
tibilité entre la garde et le bail. Ils peuvent se trouver
réunis dans les mains du plus proche parent du mineur *du coste dont li fief muet.* Cependant, en cas de
danger pour l'enfant, cette réunion n'aura pas lieu.
Baumanoir cite comme devant mettre obstacle à la réunion une *malvèse renommée, une accusation de crime,
dont on ne se délivrera pas à s'onnor.*

Le troisième système est exposé dans un autre coutumier du XIII° siècle, *lis droicts et lis coutumes de
Champaigne et de Brie;* il n'appelle expressément à la
garde que le survivant des père et mère, ou l'aîné des
enfants qui est majeur. Mais, il résulte du procès-verbal
de la rédaction de la coutume de Troyes (1509) que
cette vocation restreinte fut bientôt étendue en Cham-
pagne à tous les parents, soit en ligne ascendante, soit
en collatérale.

Quelle que soit la divergence des coutumes sur la
détermination des personnes à qui doit être conféré le
bail, il y a, à peu près entre les différents textes, accord complet, quant aux droits et aux obligations du
bail.

Droits du baillistre. — Le baillistre avait la propriété
de tous les meubles appartenant au mineur, de ceux
même échus à ce dernier pendant la durée du bail,
sauf ceux dont le défunt avait disposé par testament,
ou ce qui lui était donné ou laissé en testament d'autrui : *car ce lui doit être gardé, jusqu'à temps qu'il soit
en aage.*

Quant au fief, le baillistre prenait et faisait siens
tous les fruits; il pouvait, de plus, engager le fief,

pour le temps que durerait sa jouissance. La coutume de Bauvoisis, ch. 14. p. 30, nous dit : *cil qui tient en bail ne peut le fief mefferi ni obliger, fors que le temps que ses baux durent.*

Obligations du baillistre. — Le baillistre était soumis à toutes les obligations qui résultent en général, de la tenure d'un fief. C'est ainsi, qu'il devait faire hommage au seigneur, payer le rachat du fief, moyennant l'abandon des revenus pendant une année.

Il devait administrer non-seulement le fief, mais encore tous les héritages vilains, et conserver en bon état tous les héritages dont il devait faire plus tard la restitution.

Le paiement des dettes de l'héritier était aussi une des obligations du baillistre. *Qui bail prend, quitte le rend,* disent tous les anciens coutumiers. Aussi, à raison de cette charge souvent très-onéreuse, nul n'était forcé d'être baillistre ; il fallait une acceptation au moins tacite, mais l'acceptation était irrévocable.

De cette acceptation, résultait une sorte de novation. Le mineur cessait d'être débiteur tandis que le baillistre, au contraire, devenait débiteur personnel des créanciers. Ceux-ci perdaient tous droits contre le mineur, à moins toutefois, qu'ils ne se fussent trouvés dans l'impossibilité absolue d'exercer leurs droits.

La nourriture et l'entretien du mineur étaient encore une charge du baillistre. Que la garde ou le bail fussent ou non réunis, la nécessité de pourvoir au vivre et au vêtement de l'héritier, incombait toujours à celui qui avait la jouissance du fief.

Enfin, le baillistre devait fournir des sûretés garantissant l'exécution des diverses obligations que nous avons énumérées.

Fin du bail. — Le bail finissait :

1° *Par la venue en aage des sous-aagiés.* — L'âge de la majorité n'était pas partout le même. C'était, en général, quinze ans pour les mâles et douze ans pour les filles.

Celui qui voulait sortir du bail devait faire constater judiciairement sa majorité. Nous trouvons dans la coutume d'Artois, ch. 29, la formule employée à cette occasion : « *Sire, en bail ai été dusques aujourd'hui;* » *plus nivole estre, car, je ai mon aage accompli dont je* » *require que vous me rechevey en vostre foi et en vostre* » *hommage, et vous en offre le bouce et les mains.* »

2° *Par le mariage de l'héritier.* — Le mariage, d'après les Assises de Jérusalem, mettait fin au bail. Mais Baumanoir nous apprend que dans les pays où un certain âge était fixé pour la majorité, le mariage ne faisait pas finir le bail : « Mariage, dit Baumanoir, n'ac- » cource pas le temps que cils doivent avoir, qui tien- » nent par raison de bail. » (Baumanoir, coutume de Bauvoisis, ch. 15, n. 29.)

3° *Par la forfaiture* ou contravention grave aux devoirs prescrits envers les seigneurs.

CHAPITRE II.

PRINCIPES SUIVIS EN DEHORS DU RÉGIME FÉODAL, JUSQU'AU XIVe SIÈCLE.

Le droit de bail, tel que nous venons de l'étudier, n'eut pas une longue durée. Il était né avec la féodalité, il s'éteignit avec elle. Il subit un changement radical. De réel, il devint personnel. Jusque-là, on avait suivi l'adage : « *Pas de bail en vilenage.* » Jusque-là, on s'était attaché à la qualité de la terre. On ne s'attache plus désormais qu'à la qualité de la personne : « C'est » ainsi que la garde noble, prérogative accordée à la » noblesse du sang, a remplacé le droit de bail, pré- » rogative attachée à la noblesse de la terre, » (M. Démangeat. Étude sur le droit de bail et de garde. Revue de droit français et étranger, t. II et IV, chap. II.)

Le droit dont nous allons parler, est généralement appelé droit de garde par opposition au droit de bail.

Le droit de garde était confié au plus proche parent du mineur, à moins toutefois qu'il ne se trouvât dans un des cas d'incapacité ou d'indignité signalés par Baumanoir, (ch. 15, n. 7) : « *A brièvement parler, dit* » *Baumanoir, on ne doit laisser la garde des enfants* » *sous-aagés, ne des orfelins à nului qui soit mal re-* » *nommés de vilains cas, ne à nul fol naturel, ne à*

» *nul avugle, ne on ne doit pas laisser l'administracion*
» *de lor biens à faux despenderes, ne à povre personne,*
» *s'il ne fet seurté de rendre bon conte, ne à celi qui est*
» *si sours qu'il n'ot goute, ne à muet, car, lise gens ne*
» *poent pas très-bien aministrer autrui coze.* »

Si aucun parent ne pouvait ou ne voulait prendre la garde, elle appartenait au seigneur, à son défaut seulement, on nommait un tuteur.

La garde, en principe, ne conférait aucun émolument au gardien ; il était tenu de conserver en bon état les biens du mineur : « *car*, nous dit Baumanoir, *por* » *ce est elle appelée garde, que ele doit garder en toutes* » *cozes, le droit des sous-aagiéz.* » La garde ne conférant aucun émolument au gardien, ce dernier, par suite, ne devait pas, comme le baillistre, *rendre quite et délivre l'héritage à l'enfant.* Il pouvait, au contraire, répéter les sommes employées à l'acquittement des dettes du mineur, et les dépenses qu'il avait faites, pour le compte de l'enfant, au cas où elles excédaient les revenus ; jamais il n'était tenu d'y mettre du sien.

Enfin le gardien, comme le baillistre, devait fournir certaines sûretés garantissant l'exécution des obligations dont il était tenu. « *Le gardien*, dit Bouteiller, » (Somme rurale, t. I, chap, 93), *doit donner seûreté et* » *caution spéciale qu'il rendra le pupille au chef de son* » *âge, sans soin et sans dette, et sans loïen de mariage.* »

Telles sont, en règle ordinaire, les obligations du gardien. Mais elles pouvaient être modifiées, par suite de certaines circonstances. Tel était, par exemple, le cas où *compaignie* se faisait entre le gardien et le mineur. Les droits et les devoirs du gardien devenaient alors ceux d'un associé. Le mineur, lors de sa sortie de la *mainburnie*, devait être admis au partage de la masse commune.

Quand, à l'administration des biens, se joignait la garde de la personne, le gardien se trouvait soumis à une nature d'obligation particulière; il pouvait être responsable, suivant le cas, des méfaits du mineur.

La garde finissait par la majorité, mais cette majorité n'était pas fixée d'une manière uniforme. En général, la garde durait moins que le bail. La forfaiture, qui était une des causes d'extinction du bail, ne s'appliquait pas à la garde, par cela-même, qu'elle supposait nécessairement un fief. Le mariage, au contraire, faisait cesser la garde et *en cel cas pot on veir une des diférences entre bail et garde*, dit Baumanoir, chap. 15, n. 29.

CHAPITRE III.

—

DE LA GARDE NOBLE ET BOURGEOISE.

Nous arrivons à la garde noble et bourgeoise, c'est-à-dire à la véritable origine coutumière de notre usufruit légal.

La garde noble dérive de l'ancien droit de bail, et il y a entre les deux institutions de nombreuses analogies. Nous avons vu comment le droit de bail, par suite de transformations successives, avait dépouillé son caractère féodal et réel, pour devenir personnel et nobiliaire. A mesure que l'ordre se rétablissait dans cette société si longtemps troublée par des guerres incessantes, la raison d'être du bail féodal disparaissait. La protection du mineur autrefois secondaire, vint bientôt se placer au premier rang des devoirs à remplir. Ce qui détermina dès lors le pouvoir auquel le mineur serait soumis, ce fut non plus comme autrefois la qualité de ses biens, mais la qualité de sa personne. Toutefois la garde noble, comme l'indique son nom, était le privilége exclusif de la noblesse. Bientôt la bourgeoisie qui, elle aussi, possédait des fiefs, revendiqua à son profit le droit de garde.

A la fin du xive siècle, nous trouvons dans l'histoire

de la garde, un fait important. Charle V confirmant
d'ailleurs un usage local, accorde, par lettres patentes,
aux ourgeois de Paris, sur les biens de leurs enfants
mineurs, les mêmes droits de garde qu'aux parents nobles sur les biens de leurs enfants mineurs nobles.
Mais le privilége de la garde accordée aux bourgeois
de Paris est purement local, et ne s'étend pas aux
bourgeois des autres villes, même régies par la coutume de Paris. Toutefois dans certaines coutumes,
notamment dans celles de Berry et de Montfort-La-
maury, la garde était accordée même aux simples ro-
turiers.

Qu'était-ce au juste que le droit de garde ? « On ne
» peut guère, dit Pothier, donner de ce droit, une
» définition qui convienne à toutes les coutumes,
» parce qu'elles diffèrent beaucoup entre elles sur cette
» matière. » Toutefois Ferrière, dans son commen-
taire sur la coutume de Paris, la définit ainsi : « Le
» gouvernement et l'administration acceptés en ju-
» gement, que le père ou la mère nobles, l'aïeul ou
» l'aïeule, nobles non remariés, ont de leurs enfants
» mineurs mâles, jusqu'à vingt ans, et des femelles
» jusqu'à quinze ans accomplis, et de tous leurs biens,
» à la charge de les entretenir, selon leur état et qua-
» lité, appliquant les fruits et revenus à leur pro-
» fit, après avoir fait inventaire. »

La garde noble ne s'ouvre qu'après le décès de l'un
des époux. Durant la vie des père et mère, quand
même les enfants auraient des biens, il n'y a pas de
garde. Laurière, sur la coutume de Paris, en donne la
raison. Anciennement, dit-il, à Paris, et presque dans

toutes les provinces du royaume, les enfants étant en puissance, tant que leurs père et mère vivaient, tout ce qui leur était donné était acquis aux père et mère, comme il est justifié par un passage de l'auteur du Grand-Coutumier. (Liv. 2. tit. 40, p. 264 et 265.)

Ces préliminaires étant posés, demandons-nous :

1° A qui était déférée la garde.

2° Quand elle était déférée.

3° Quels étaient les droits du gardien.

4° Quelles étaient ses obligations.

5° Comment elle finissait.

I. *A qui la garde était déférée.* — Sur ce point, il y avait divergence entre les coutumes. Mais en général, la garde était attribuée d'abord au survivant des père et mère, puis aux ascendants du deuxième degré : le troisième degré était exclu.

Que décider, en cas de concours entre les deux lignes paternelle et maternelle ? Il y avait controverse, et trois opinions s'étaient produites.

La première préférait la ligne paternelle à la ligne maternelle ; et dans chaque ligne, l'aïeul à l'aïeule.

La seconde admettait un gardien pour chaque ligne.

La troisième, qui était généralement rejetée, appelait concurremment à la garde les deux lignes.

Les collatéraux étaient généralement exclus. Dumoulin nous apprend que le bail des collatéraux avait été effacé d'un avis unanime, dans la rédaction de la coutume de Paris de 1510, et il s'étonne que cet exemple n'ait pas été suivi partout : *Sed quod hujus modi custodia habeat locum in linea collaterali, valde durum est et injustum... nihil aliud est quam deprædatio*

pupillorum et orphanorum. (Dumoulin, sur la coutume
de Paris, § 46, n° 2.)

Si le gardien venait à mourir avant la majorité, que
décider ? La garde pouvait-elle être déférée plusieurs
fois ? Dans le droit du xie siècle, les nécessités du service féodal avaient fait décider l'affirmative. Toutefois on pensait généralement aux xiie et xiiie siècles,
que le service *d'ost et de cour*, ayant disparu, lorsque
le gardien venait à mourir avant la majorité du mineur,
la garde lucrative était remplacée par une administration comptable.

Pour déterminer s'il y avait lieu à la garde, on s'attachait non pas à la qualité de la terre, mais à la
qualité de la personne. Quant au gardien, il devait
être noble, c'était un point à l'abri de toute discussion.
Mais fallait-il également que le mineur fût noble ?
La question était controversée. Pothier tenait pour
l'affirmative. La négative était soutenue par Laurière
et Renusson ; elle avait en outre la sanction de la jurisprudence.

II. *Quand la garde était-elle déférée ? — Acceptation
et répudiation de la garde. —* L'adage du droit féodal :
» n'est bail qui ne veut « s'était maintenu dans toutes les coutumes. Il est vrai que dans certaines coutumes, celle d'Orléans, par exemple, la garde était
acquise de plein droit ; mais le gardien pouvait s'y
soustraire, en la répudiant dans le délai, soit de
quinze jours, soit de trois mois, suivant les coutumes.

L'art. 269 de la coutume de Paris pose en principe,
que la garde doit être acceptée formellement et en
justice.

Quant aux effets de l'acceptation tardive, il y avait deux opinions. D'après Renusson, elle avait un effet rétroactif. Pothier, au contraire, enseignait que l'acceptation ne produisait effet qu'à sa date.

La garde peut-elle être acceptée à l'égard des uns et répudiée à l'égard des autres? Renusson enseigne l'affirmative : car, dit-il, il y a autant de droits de garde distincts, qu'il y a d'enfants. Pothier indique les raisons de douter : « Si, dit-il, la distinction que » fait le gardien ne choque aucun principe de droit, » elle choque au moins la bienséance, puisque ce ne »· peut être que des vues d'avarice ou quelque injuste » prédilection qui y puissent donner lieu. »

L'acceptation une fois faite était irrévocable.

III. *Droits du gardien.* — Le gardien avait des droits soit sur la personne, soit sur les biens.

Quant à la personne, la garde conférait à celui qui en était investi, les droits de la puissance paternelle.

Quant aux biens, il fallait distinguer entre les meubles et les immeubles.

L'art. 266 de la coutume de Paris dit que le gardien a l'administration des meubles ; mais cette administration est lucrative, le gardien jouira des meubles ou les vendra.

Quant aux immeubles, le gardien faisait siens les fruits des immeubles, en quelque endroit qu'ils fussent situés.

Le droit de garde s'étend-il aux biens qui adviennent au mineur postérieurement à son ouverture? Quelques coutumes seulement prévoient formellement la question; mais elle la décident diversement. Plusieurs coutumes étaient muettes sur ce point, notamment celles de Paris et d'Orléans. De là, de vives discussions entre les commentateurs. Renusson et Pothier constatent et approuvent l'usage qui s'était introduit de limiter les droits du gardien aux biens échus au moment de l'ouverture; mais, cette solution était vivement contestée par Dumoulin, Bacquet et Laurière. Un argument, entr'autres, produit par M. Demangeat qui adopte l'avis de ces derniers jurisconsultes, nous paraît décisif. L'art. 46 de la coutume de Paris (1580) nous dit que le gardien doit acquitter les mineurs des droits de relief, s'il en est dû, du chef, des dits mineurs. Or, comme le droit de relief n'est pas dû par l'héritier en ligne directe, il est clair que l'art. 46 suppose un fief qui a été recueilli par le mineur, autrement que dans la succession de la personne dnt la mort a ouvert la garde, fief sur lequel porte cependant le droit du gardien. (M. Demangeat, étude sur le droit de bail et de garde.)

Le gardien avait l'exercice des actions qui concernaient la jouissance. Quand il s'agissait de propriété, elles étaient confiées à un tuteur.

IV. *Obligations du gardien.* — Le gardien doit :

1° *Faire inventaire.* — Cette obligation qui, dans le principe, n'avait été imposée qu'au gardien bourgeois avait été généralisée, lors de la révision de la coutume de Paris, et on l'avait étendue même au gardien noble.

La jurisprudence appliquait par analogie, le délai de trois mois accordé à la veuve ou à l'héritier par l'ordonnance de 1667.

Quelle était la sanction du défaut d'inventaire? Les jurisconsultes n'étaient pas d'accord. Laurière pensait que le gardien devait être privé de l'usufruit des meubles. Il s'appuyait sur ces termes du Grand-Coutumier : « Garde des meubles, après l'inventaire. » Le Grand-Coutumier, disait Laurière, en n'accordant l'usufruit des meubles qu'à la condition d'un inventaire préalable, le refuse par cela même, à celui qui n'a pas fait inventaire. Pothier donnait pour sanction au défaut d'inventaire, la continuation de la communauté. Quant à l'usufruit des immeubles, jamais la pensée ne s'était élevée d'en priver le gardien.

2° *Le gardien doit donner caution.* — Mais, cette obligation n'est imposée par l'art. 269 de la coutume de Paris qu'au gardien bourgeois; le gardien noble ne doit jamais donner caution.

Si la mère gardienne se remariait, le second mari devait fournir caution. La coutume de Paris était muette sur ce point ; mais la coutume d'Orléans s'en expliquait formellement, et, on la considérait comme suppléant au silence de la coutume de Paris.

3° *Le gardien doit garder, nourrir, entretenir le mineur, selon sa position.*

4° *Le gardien doit rendre les biens en bon état.* — Le baillistre devait faire, à ses dépens, les frais qui étaient nécessaires au moment de son entrée en jouissance ; mais, par compensation, il faisait siens les meubles. Le gardien, moins bien traité sous le rapport des meubles, était aussi moins durement traité sous le rapport des dépenses. Il avait un recours pour les grosses réparations survenues pendant le cours de sa jouissance.

5° *Le gardien doit payer les charges annuelles.* —

Pas de difficulté pour les charges qui prennent naissance pendant l'administration. Mais que décider à
l'égard des charges déjà nées au moment où commence
le bail ?

Dans les coutumes où le gardien faisait les meubles
siens, il était tenu d'acquitter toutes les charges, sans
distinction entre les charges nées avant la garde et
celles survenues pendant la garde. Le gardien devait
même payer ses propres créances ; il n'y avait d'exception que pour la mère gardienne relativement à ses
deniers dotaux.

Dans les autres coutumes, c'est-à-dire dans celles où
le gardien ne faisait pas les meubles siens, il conservait son recours contre le mineur devenu majeur. Du
reste, il était tenu des dettes *ultra vires*.

Cette obligation d'acquitter les dettes mobilières,
imposée même au gardien qui ne faisait pas les meubles
siens, prenait sa source dans l'ancien adage : « Qui
bail prend, quitte le rend. »

6° *Le gardien doit acquitter les legs.* — Les legs
peuvent être de sommes d'argent ou de quantités.

En ce qui concerne les legs de corps certains, la propriété de l'objet légué étant transférée immédiatement, le gardien n'est ici qu'un simple exécuteur testamentaire.

Quant aux legs de sommes d'argent, les obligations
du gardien n'étaient pas très-bien définies, et il y avait
controverse parmi les jurisconsultes. Deux opinions
s'étaient produites :

Dans une première opinion, le gardien devait les
acquitter *de suo*, sauf, disait Bouteiller, son recours
contre le mineur devenu majeur.

Pothier qui soutenait la seconde opinion, n'imposait pas au gardien l'obligation d'acquitter *de suo*, les legs de sommes d'argent, dans le cas où la coutume ne lui accordait pas la propriété des meubles.

7° *Le gardien doit acquitter les frais funéraires, de scellés et d'inventaire.*

V. *Fin de la garde.* — La garde finissait :

1° Quand le mineur avait atteint un certain âge qui variait suivant les coutumes (à Paris vingt ans pour les mâles, quinze ans pour les filles).

2° Par l'émancipation du mineur, résultant soit de son mariage contracté avec le consentement du gardien, soit de lettres du prince entérinées devant le juge, du consentement du gardien.

3° Par la mort naturelle ou civile du gardien, ou par la perte de la noblesse.

4° Dans certaines coutumes, par le second mariage de la gardienne, et même dans celle de Paris, par le second mariage du gardien.

5° Enfin, le juge pouvait, dans certains cas, frapper de déchéance le gardien qui mésusait de son droit.

Garde bourgeoise. — Nous avons vu que le droit de garde, d'abord spécialement réservé à la noblesse avait été étendu plus tard à la bourgeoisie, et nous avons cité à ce sujet des lettres patentes accordées par Charles V, en 1371, confirmées par Charles VI, en 1390, et qui accordaient aux bourgeois de Paris le droit de garde sur les biens de leurs enfants mineurs.

Cette garde avait avec la garde noble une très-grande analogie ; elle conférait les mêmes droits, elle imposait les mêmes charges. Signalons toutefois entre la garde noble et la garde bourgeoise trois différences :

1° La garde noble appartient, soit au survivant père ou mère, soit aux ascendants du deuxième degré. La garde bourgeoise n'appartient jamais aux ascendants du deuxième degré.

2° La garde noble appartient à l'ascendant noble sujet de la coutume, dans quelque pays de la vicomté de Paris, qu'il habite. La garde bourgeoise n'appartient qu'aux bourgeois habitant Paris ou la banlieue.

3° Le gardien bourgeois était soumis à l'obligation de donner caution, le gardien noble en était dispensé.

Tel était le droit de la France, lorsqu'éclata la Révolution de 1789. La ruine du système féodal décrétée le 4 août entraîna avec elle la chute de l'ancienne garde noble seigneuriale ou royale. Vint ensuite l'art. 12 de la loi des 15-23 mars 1790 qui l'abolit expressément. L'usufruit des biens *adventices* qui s'était maintenu dans les pays de droit écrit ne fut atteint qu'indirectement et par voie de conséquence. La loi du 28 août 1792 ayant aboli la puissance paternelle sur les majeurs, l'usufruit des biens *adventices*, conséquence immédiate de la puissance paternelle, dut désormais cesser à la majorité de l'enfant.

CODE NAPOLÉON.

———

Accorder aux père et mère une juste indemnité des soins et des sacrifices que leur impose l'éducation de leurs enfants; d'autre part, prévenir les contestations qui, le plus souvent, naîtraient d'un compte trop rigoureux des revenus : telles sont les deux idées dont s'est inspiré le législateur, lorsqu'il a attaché à la puissance paternelle le droit d'usufruit.

Deux institutions que nous avons précédemment étudiées, s'offraient au législateur comme origines de l'usufruit paternel. C'étaient : la garde dans les pays de droit coutumier; l'usufruit du pécule *adventice* dans les pays de droit écrit. Les rédacteurs du Code ont puisé à cette double source, faisant d'ailleurs plus d'emprunts à la première qu'à la seconde.

« Le droit de jouissance dont il s'agit, dit à ce sujet
» M. Demante, présente quelqu'analogie avec l'usu-
» fruit accordé en pays de droit écrit, au père de fa-
» mille sur les biens de ses enfants en puissance; mais,
» son principe est différent : car, l'usufruit du père de
» famille était un reste de cette ancienne puissance
» romaine qui absorbait avec la personne même du

» fils de famille, tous les biens qui pouvaient lui ad-
» venir; tandis qu'ici, le droit n'est accordé qu'à titre
» d'indemnité ou de compensation pour les charges,
» et les obligations qu'impose au parent qui l'exerce,
» le pouvoir, si l'on n'aime mieux dire, le devoir pa-
» ternel. Sous ce rapport, le droit dont il s'agit rap-
» pelle plutôt le droit de garde noble ou bourgeoise
» admis dans les pays coutumiers, droit dont l'éten-
» due variait, mais qui, à Paris, consistait à conférer,
» sous certaines charges, au gardien du mineur, jus-
» qu'à ce que celui-ci eût atteint un certain âge, l'ad-
» ministration des meubles et la jouissance des im-
» meubles. »

Ces préliminaires étant posés, nous diviserons notre matière en cinq chapitres. Nous verrons successivement :

1° A qui appartient l'usufruit légal.
2° Quels biens il comprend.
3° Quels droits il confère.
4° Quelles charges il impose.
5° Comment il s'éteint.

CHAPITRE Ier.

—

A QUI APPARTIENT L'USUFRUIT LÉGAL.

L'art. 384 répond à cette question. D'après ses termes, l'usufruit légal appartient au père pendant le mariage, et, après sa dissolution, au survivant des père et mère.

Mais la disposition de l'art. 384 doit-elle être strictement, littéralement interprétée ? La mère, pendant le mariage, n'aura-t-elle, dans aucun cas l'usufruit ? Distinguons, pour résoudre la question, deux hypothèses :

1° Le père a conservé le droit même de puissance paternelle ; mais il n'en a pas l'exercice, il est interdit, présumé absent. Dans ce cas, nous pensons que l'usufruit continue à appartenir au père : car c'est toujours sur sa tête que réside la puissance paternelle ; il a perdu l'exercice du droit ; mais il a conservé le droit lui-même.

2° Le père est déchu du droit même de puissance paternelle, par application de l'art. 335 du Code pénal. Ici la question est plus délicate : car le père n'a pas seulement perdu l'exercice du droit ; il est déchu du droit lui-même. Nous pensons toutefois que, même dans cette seconde hypothèse, la mère n'aura pas l'usufruit. Le texte de l'art. 384 est formel. D'autre part, accorder à la mère l'usufruit légal, ce serait tromper le vœu de la loi : car, même en supposant les époux mariés sous tout autre régime que celui de la communauté, le père profiterait indirectement de l'usufruit, dont la loi a voulu le priver. L'usufruit, dans cette seconde hypothèse, fera retour aux enfants.

Les père et mère naturels seraient non recevables à réclamer l'usufruit des biens de leurs enfants. Le texte même de l'art. 384 dont les termes supposent et exigent le mariage (durant le mariage..... pendant le mariage) l'historique de l'art. 383 (Locré, t. VIII), l'art. 383 qui précède l'art. 384, sans s'y référer, tout concourt à prouver que le législateur a refusé aux père et mère naturels la faveur accordée aux père et mère légitimes. Des considérations morales très-puissantes viennent d'ailleurs corroborer cette solution : « Le si-
» lence de la loi, dit Marcadé, s'explique parfaitement
» par la pensée que l'usufruit légal étant une pure fa-
» veur, le législateur n'a pas voulu en gratifier des
» parents dont la qualité est fort peu favorable assu-
» rément. Qu'ils aient le droit de correction, à la bonne
» heure, la morale et l'intérêt même de l'enfant l'exi-
» gent; mais pour le droit d'usufruit établi dans l'in-
» térêt exclusif des père et mère, il n'en est plus
» ainsi. »

Autrefois, dans certaines coutumes et notamment, dans la coutume de Paris, la garde noble ou bourgeoise devait être acceptée en jugement; mais, dans notre droit, le père tient l'usufruit de la loi elle-même, et rien, dans les textes, n'indique la nécessité d'une acceptation préalable. D'ailleurs, l'acceptation n'était pas exigée

par toutes les coutumes, et celles même qui la pres-
crivaient n'étaient d'accord, ni sur la forme de l'acceptation, ni sur le délai dans lequel elle devait être
faite, ni enfin sur la question de savoir si elle devait
être faite en personne ou si elle pouvait l'être par pro-
cureur. (Nouveau Denizart, ch. XI, *Garde noble*, sect. II,
§ 2.)

Si l'usufruit légal est déféré de plein droit, cela
n'exclut pas pour le père ou la mère la faculté d'y renoncer ; ce n'est pas une charge qui leur est imposée
c'est un avantage qui leur est offert et auquel ils peuvent renoncer.

Mais le silence de la loi, sur ce point, a fait naître la
question de savoir dans quelle forme devait être faite
la renonciation. Les uns se contentent d'un simple acte
sous seing privé, les autres exigent une déclaration
formelle devant un notaire, ou devant un conseil de
famille. Enfin, quelques auteurs, notamment M. Demolombe (t. 6, n° 489) conseillent au père ou à la mère
de faire cette renonciation d'une manière en quelque
sorte contradictoire avec les représentants de l'enfant,
plutôt que par une déclaration unilatérale devant notaire.

La loi n'impose aucun délai pour la renonciation.
Mais si celui à qui la loi accorde le droit d'usufruit a
l'intention d'y renoncer, il doit éviter avec soin tout
acte qui impliquerait de sa part acceptation : car, une
fois accomplie, l'acceptation produit des effets irrévoca-
bles que toute renonciation ultérieure serait impuissante à détruire.

Les père et mère peuvent renoncer à l'usufruit légal

au moment où il prend naissance. Mais pourraient-
ils y renoncer d'avance dans leur contrat de mariage?

Nos anciens auteurs enseignaient généralement l'affirmative. « Si les époux, par leur contrat de mariage,
» sont convenus que le survivant pourra ne point
» prétendre à la garde de leurs enfants mineurs, il faut
» s'en tenir à la clause... » (Nouveau Denizart, t. IX,
v° *Garde-Noble*, § 9, n° 9. — Pothier, *Garde-Noble*,
sect. 2, § 1).

Cette opinion a encore, sous l'empire du Code civil,
ses partisans ; voici, comment ils raisonnent :

Pour que cette renonciation fût impossible, il faudrait qu'elle fût contraire soit à l'ordre public, soit à
quelque disposition de la loi.

Or, l'ordre public ne saurait être blessé par une
clause qui augmente la fortune des enfants, sans porter
aucune atteinte à la puissance paternelle.

Quant aux dispositions de la loi, elles ne prohibent en
aucune façon la renociation anticipée dont il s'agit. En
effet l'art. 1388 qui prévoit et prohibe spécialement
certaines clauses dans les contrats de mariage, ne s'applique nullement à la convention qui nous occupe. Cet
article se compose de deux parties. Dans la première, il
prohibe toute clause pouvant porter atteinte aux droits
résultant de la puissance maritale, ou appartenant au
mari, comme chef. Or, l'usufruit légal ne rentre pas
dans les droits sur la personne des enfants. Dans sa
seconde partie, l'art. 1388 défend de renoncer aux
droits conférés au survivant des époux, par le titre de
la puissance paternelle, or, il s'agit ici d'un droit qui

s'exerce pendant le mariage. (Zachariæ, Aubry et Rau, ch. 3, p. 401, note 5.)

Nous croyons, au contraire, que cette renonciation est formellement prohibée par l'art. 1388.

Elle est prohibée par la première partie de l'article : car, s'il est un droit qui soit déféré au mari comme chef, c'est bien évidemment le droit d'usufruit légal. La loi a attaché cet usufruit à la qualité de père et de chef ; elle en a fait un attribut de la puissance paternelle.

L'article, dans sa seconde partie, n'est pas moins formel : car, il défend de renoncer aux droits conférés aux père et mère par le titre de la puissance paternelle. Il est vrai que l'article ne paraît s'appliquer qu'au survivant ; mais si les époux ne peuvent pas renoncer à l'usufruit en temps qu'il est conféré au survivant, on ne concevrait pas qu'ils eussent la faculté d'y renoncer, en tant qu'il est conféré au père durant le mariage.

D'ailleurs l'intention du législateur sur ce point, n'est pas douteuse. Elle est attestée par les paroles suivantes de M. Treilhard, lors de la discussion de l'art. 1388. « Cet article, dit M. Treilhard, ne parle de la puissance » paternelle, que pour défendre les stipulations qui » priveraient le père de son pouvoir sur la personne » de ses enfants, et *de l'usufruit de leurs biens.* » (Locré, *Législation civile,* t. XIII, p. 166.)

On comprend très-bien d'ailleurs que le législateur ait prohibé ces renonciations anticipées. Que le père renonce à un usufruit déjà ouvert dont il peut dès à présent, apprécier la valeur, rien ne s'y oppose ; mais la loi n'a pas voulu qu'il pût renoncer d'avance à un droit éventuel, dont il ne peut connaître ni la portée, ni l'étendue. Il était à craindre que ces renonciations fussent consenties sous l'empire d'un sentiment irré-fléchi, et c'est ce que la loi a voulu éviter.

Ajoutons, pour terminer, que l'argument tiré de l'ancien droit par les partisans de l'opinion adverse se retourne contre eux. En effet, voici ce que disait Po-thier: « On peut bien, par contrat de mariage, renoncer » à une succession future; pourquoi les conjoints ne » pourraient-ils pas pareillement renoncer au droit » de garde-noble? » Or, aujourd'hui (art. 791, 1130, 1389) on ne peut plus, même par contrat de mariage, renoncer à une succession future.

CHAPITRE II.

—

QUELS BIENS COMPREND L'USUFRUIT LÉGAL ?

Aux termes de l'art. 384, les père et mère ont la jouissance des biens de leurs enfants. La loi ne fait pas de restriction. L'usufruit du père a donc un caractère essentiellement universel; il comprend tous les biens des enfants, de quelque nature qu'ils soient, à quelque titre qu'ils aient été acquis.

C'est là une différence avec la garde-noble; car, suivant l'opinion la plus générale, la garde ne comprenait que les biens de la succession du père ou de la mère, dont le décès y donnait ouverture. Les autres biens n'y étaient pas soumis. (Pothier, *Traité de la Garde-noble*, n° 330. Nouveau Denizart, t. IX, v° *Garde-noble*, § 8, n° 1.)

Si une succession est échue à l'enfant, le père n'en aura l'usufruit qu'autant qu'elle aura été acceptée conformément aux art. 461 et 462. Le père, en effet, n'est qu'usufruitier; la succession est échue à l'enfant; c'est en son nom, qu'elle doit être acceptée.

Le père aura sa voix dans le conseil de famille; il pourra en tant que tuteur, attaquer la délibération suivant les formes prescrites par l'art. 883 du Code de procédure.

Si la succession est répudiée au nom de l'enfant, en vertu de la délibération du conseil de famille, le père n'aura aucun droit sur les biens héréditaires. Peu importe qu'il ait opté pour l'acceptation : la succession n'est pas dans les biens de l'enfant, donc elle échappe à l'usufruit.

Si la succession a été acceptée, le père en aura l'usufruit, et cela, quand même il aurait opté pour la répudiation. En effet, le père a agi *tutorio nomine* et il est de principe que ce qu'un homme fait *tutorio nomine* ne doit porter aucun préjudice à ses droits personnels. La vocation de la loi pour le père, quant à l'usufruit, étant nécessairement subordonnée à l'accomplissement de celle des enfants, quant à la propriété, il ne peut être exact de dire que le père ait renoncé à son usufruit, lorsque le droit n'en était pas encore ouvert. (Proudhon, *Traité de l'usufruit*, n° 139.)

Nous avons posé comme principe que l'usufruit du père a un caractère universel. Comme tel il comprend tous les biens de l'enfant, et nous ne devons en excepter que ceux qui ont été, par la loi elle-même, affranchis de l'usufruit.

Or, en vertu même des prescriptions de la loi, échappent à l'usufruit :

1° Les biens que les enfants acquièrent par un travail et une industrie séparés. (Art. 387.)

2° Les biens donnés ou légués sous la condition expresse que les père et mère n'en jouiront pas. (Art. 387.)

3° Les biens provenant d'une succession dévolue à l'enfant par suite de l'indignité de son père ou de sa mère qui y étaient d'abord appelés. (Art. 730.)

Reprenons, en détail, chacune de ces exceptions.

§ 1. — Biens que les enfants acquièrent par un travail et une industrie séparés.

Cette disposition de la loi rappelle les pécules *castrense et quasi-castrense*. Toutefois, l'analogie est loin d'être complète. En effet, les pécules *castrense et quasi-castrense* ne comprenaient qu'une certaine classe de biens ; au contraire, l'exception de l'art. 387 a un caractère général ; elle s'étend à tous les biens quelle qu'en soit la nature, pourvu toutefois qu'ils proviennent d'un travail ou d'une industrie séparés.

Mais que doit-on comprendre sous la dénomination de biens acquis par un travail ou une industrie séparés? Faut-il nécessairement supposer que le fils demeure hors de la maison paternelle? Nous ne le pensons pas. La loi ne pouvait exiger une pareille condition : autrement elle eût été en contradiction avec elle-même. En effet, d'après ses termes formels, l'enfant ne peut avoir de domicile propre, tant qu'il est mineur non émancipé, et il lui est même sévèrement défendu de quitter la maison paternelle. Il n'est donc pas nécessaire que l'enfant ait une habitation distincte de celle du père. Il suffit que le fils exerce une industrie à lui propre et spéciale, que le travail auquel il se livre soit sans connexité avec le travail du père. Ainsi, l'exception ne s'appliquerait pas aux biens que le fils acquerrait en travaillant chez son père et pour le compte de son père.

Il pourra résulter de là une certaine inégalité dans la position des enfants. Ainsi, tandis que l'un travaillant pour le compte du père n'aura droit à aucune récompense, l'autre exerçant une industrie séparée jouira de tous les bénéfices de cette industrie. Il y aura là, sans doute, un résultat fâcheux. Mais la loi devait rester étrangère à de semblables détails. Ce sera à la sagesse des parents de prévenir de tels résultats et de maintenir l'égalité entre les enfants.

Ne tombent pas dans l'exception, et par conséquent sont soumis à l'usufruit légal les biens acquis au jeu ou par suite d'un pari, ainsi que le trésor trouvé par l'enfant.

§ 2. — Biens donnés ou légués sous la condition expresse que les père et mère n'en jouiront pas.

L'intérêt même de l'enfant commandait cette seconde exception : car il ne devait pas souffrir de l'inimitié qui eût existé entre son père ou sa mère et le disposant.

Pour que cette seconde exception s'applique, il faut que le donateur ou le testateur s'en soit formellement expliqué. La condition, dit la loi, doit être *expresse*. Toutefois, il n'est pas besoin que cette condition soit écrite en termes sacramentels. Elle peut s'induire de toute disposition inconciliable avec les droits du père. C'est ainsi que la Cour de Paris a jugé par un arrêt de 1812 que la condition serait expresse, si le disposant avait indiqué dans l'acte même de disposition, l'emploi à faire des revenus.

Toutefois, il ne faudrait pas tirer de ce principe des conséquences exagérées.

Ainsi, en supposant le père institué héritier avec ses enfants, par un étranger, ce serait une erreur de lui refuser l'usufruit, par cette raison, qu'en faisant valoir son droit de jouissance sur les portions d'hérédité dévolues à ses enfants, il a au delà de la part qui lui a été assignée par le testateur. Ce serait là, disons-nous, une erreur : car, alors, le père ne revendique point l'usufruit des biens du défunt, mais seulement la jouissance des biens de ses enfants, et il doit l'obtenir, du moment que le testateur ne l'a point prohibé, ni déclaré d'une manière expresse qu'il voulait que le fils seul profitât de sa portion, tant en propriété qu'en jouissance. (Proudhon, *Traité de l'usufruit*, n° 182; Demolombe, tome IV, n° 510.)

Supposons que la libéralité faite à l'enfant consiste dans le legs d'un usufruit ou d'une rente viagère, le père pourra-t-il faire valoir son droit de jouissance conformément à l'art. 384?

La raison de douter est sérieuse. En effet, le legs est, nous l'avons supposé, d'un usufruit ou d'une rente viagère. Or, tout le bénéfice de la libéralité consiste, soit dans les arrérages, soit dans les fruits du bien grevé. Accorder au père les arrérages ou les fruits, c'est annihiler le legs fait à l'enfant. Tout au contraire, le testateur, quand il a fait le legs à l'enfant, n'a-t-il pas entendu par là même enlever au père l'usufruit?

Nous ne le croyons pas. En effet, la loi exige une exclusion expresse que nous ne trouvons pas ici. Le principe général, c'est que tous les biens de l'enfant, quelqu'en soit d'ailleurs l'origine et la nature sont grevés de l'usufruit légal. Telle est la règle, et elle subsiste, tant que nous ne sommes pas en face d'une exception formellement exprimée. Or ici où se trouve l'exception ? Elle n'est pas écrite dans l'acte de disposition. Prétendrait-on la trouver dans la nature même de la libéralité ? Mais n'avons-nous pas les art. 588 et 1561 qui supposent qu'un usufruit peut très-bien exister, l'un sur une rente viagère, l'autre sur un usufruit. L'usufruitier de la rente viagère en perçoit les arrérages ; il les perçoit pour son propre compte, d'une manière définitive, et sans obligation ultérieure. L'usufruitier de l'usufruit perçoit les fruits ; il n'en doit aucun compte. La restitution qu'il doit faire ne porte que sur le droit lui-même, et nullement sur les fruits qu'il a perçus.

Ainsi donc, peu importe que le legs fait à l'enfant soit d'une rente viagère ou d'un usufruit. Dans le premier cas, le père percevra les arrérages ; dans le second cas, il percevra les fruits.

Cette décision est-elle applicable au cas de l'usufruit d'un bail à ferme ? La solution de la question dépend du point de vue sous lequel on envisage le droit du fermier.

Est-ce un droit réel ? Dans ce cas, l'usufruit paternel porte sur le droit lui-même. C'est ce droit que l'usufruitier légal restituera à la fin de son usufruit, et qui constitue pour l'enfant la nue propriété ; d'où il suit que l'usufruitier légal gagnera les bénéfices qu'il aura pu faire dans l'exploitation du bail.

Est-ce au contraire un droit personnel conformément à l'opinion la plus générale? Ce sont alors les récoltes qui sont l'objet d'un droit de nue propriété pour l'enfant, et d'un droit d'usufruit pour le père ou la mère. Si l'un ou l'autre de ces derniers pouvait faire les fruits siens, la nue propriété de l'enfant se trouverait par cela même anéantie, ce qui serait contraire à la fois, aux principes élémentaires de l'usufruit, et au but spécial que s'est proposé le législateur en organisant l'usufruit légal : car, il est parti de l'idée que le capital de l'enfant devait rester intact. C'est ainsi que, dans le cas où l'enfant a succédé à une personne qui avait acheté d'un tiers une récolte à faire, l'usufruitier légal serait obligé de capitaliser cette récolte, sous peine d'anéantir la nue propriété. Or, au point de vue de la question qui nous occupe, ne peut-on pas considérer le fermier comme un acheteur de plusieurs récoltes successives?

Maintenant que nous avons déterminé la condition sous laquelle le père ou la mère peuvent être exclus de l'usufruit légal par le donateur ou le testateur, nous devons nous demander si cette clause d'exclusion est valable, non-seulement jusqu'à concurrence de la quotité disponible, mais encore, pour la réserve, dans le cas où l'enfant est l'héritier réservataire du donateur ou du testateur.

Pour soutenir la négative on a tout d'abord invoqué les traditions historiques.

En effet, suivant la novelle 117, le père conservait son droit d'usufruit sur le pécule *adventice* de son fils, dans les limites du moins de la légitime de ce dernier, malgré la clause formelle insérée dans la donation ou dans le testament de la personne dont le fils était héritier légitimaire : *Sancimus*, dit Justinien, *licentiam esse matri et aviæ, aliisque parentibus, postquam reliquerint filiis partem quæ lege debetur, quod reliquum est substantiæ, filiis donare, sub hac conditione si voluerint ut pater aut qui omnino eos habent in potestate in his non usumfructum habeant*.

Au point de vue du droit actuel, a-t-on ajouté, la réserve peut être invoquée non-seulement par celui au profit duquel elle est établie, mais encore par ses ayants cause. (Art. 921.) Dans l'espèce, l'enfant pourrait faire effacer la condition dont il s'agit, comme portant atteinte à la libre disposition de sa réserve, puisqu'elle l'empêche de disposer de l'usufruit au profit de son père, lors même qu'il y aurait intérêt. C'est ainsi qu'aux termes de l'art. 581 du Code de procédure la déclaration d'insaisissabilité des biens donnés ou légués ne peut porter que sur la quotité disponible. Or, l'usufruitier légal est l'ayant cause de l'enfant, et, par suite, il peut, du chef de ce dernier, et en vertu de l'art. 921, attaquer la clause en question, en tant qu'elle entame la réserve.

Ces arguments ne nous semblent pas péremptoires, et nous pensons, au contraire, que la clause prohibitive de l'usufruit légal doit être respectée pour le tout.

L'autorité du droit romain ne saurait être invoquée en pareille matière. Dans le premier état de cette législation, quand tous les biens acquis par les enfants appartenaient au père, non-seulement il devenait propriétaire, mais encore il le devenait personnellement en vertu du titre même conféré à l'enfant. C'était lui qui était héritier, donataire, légataire, etc. Plus tard, lorsque les principes de la puissance paternelle ont été modifiés, on a continué d'appliquer le même point de vue à l'usufruit du pécule *adventice.* C'est le père qui doit toujours être considéré comme héritier du chef de son fils, et on comprend très-bien que ce titre ne puisse pas être effacé par la clause prohibitive de l'usufruit sur la légitime. Mais aujourd'hui, la solution doit être différente, les raisons de décider n'étant plus les mêmes.

D'autre part, il est bien vrai que la réserve peut être invoquée par les ayants cause du réservataire ; mais, précisément, nous contestons cette qualité d'ayant cause à l'usufruitier légal. Il tient directement son droit de la loi elle-même. De plus ce droit se trouve ici en conflit avec celui de l'enfant, et si les ayants cause du réservataire peuvent, de son chef, agir en réduction contre les tiers, ils ne peuvent pas rétorquer la réserve contre le réservataire lui-même : *Quod in favorem alicujus introductum est, contra ipsum non debet retorqueri.* (M. Bugnet, Duvergier sur Toullier, t. II, n° 1067, note *a;* Demante, n° 133.)

L'exclusion autorisée par l'art. 387 peut être dirigée soit contre le père et la mère, sans distinction, soit contre l'un d'eux seulement.

Le parent privé de la jouissance n'en conserve pas moins, de droit commun, l'administration à laquelle il se trouve appelé, soit comme père, pendant le mariage, par l'art. 389, soit comme tuteur par les art. 390 et 450 : « Je n'admets pas même, dit M. Demante,

» que la volonté expresse du donateur ou du tes-
» tateur puisse déroger, sur ce point, à la loi. Il
» est de principe, en effet, pour les donations, comme
» pour les conventions, que les volontés privées ne
» peuvent déroger aux lois qui intéressent l'ordre
» public, et, l'on doit considérer comme telles celles
» qui règlent l'organisation de la famille, ou qui
» constituent les pouvoirs protecteurs des incapables.
» A cette catégorie, doivent, en général, appartenir
» les effets légaux attachés à la qualité de père ou de
» mère. La loi, il est vrai, permet d'exclure un de ces
» effets, l'usufruit, parce que c'est un droit principale-
» ment établi dans l'intérêt privé du père et de la
» mère. Mais si, sur ce point même, il a fallu une dis-
» position expresse, on ne peut évidemment tirer cette
» disposition à conséquence pour l'appliquer à des
» droits d'une nature toute différente, qui, tels que le
» pouvoir d'administrer, ne sont établis que dans l'in-
» térêt de l'enfant. »

**§ 3. — Biens provenant d'une succession dévolue à l'en-
fant par suite de l'indignité de son père ou de sa mère
qui y étaient d'abord appelés.**

D'après l'art. 730, les enfants de l'indigne venant
à la succession de leur chef, et en vertu de la proxi-
mité du degré ne sont pas exclus pour la faute de leur
père ; mais celui-ci ne peut en aucun cas réclamer sur
cette succession l'usufruit que la loi accorde aux père
et mère sur les biens de leurs enfants. Il est clair que
ce qui est dit du père dans l'art. 730, s'applique, par

identité de raison, à la mère. Si c'est elle qui a été déclarée indigne, elle ne pourra pas, non plus, exercer son droit d'usufruit légal sur les biens héréditaires dévolus à l'enfant.

Cela étant posé, plaçons-nous successivement dans les deux hypothèses.

1re Hypothèse. — *C'est le père qui a été déclaré indigne.*

La jouissance des biens lui est refusée, et, d'autre part, elle ne passe point à la mère. Le texte et l'esprit de la loi s'y opposent également.

Le texte d'abord : en effet, d'après l'art. 384, l'usufruit légal n'appartient qu'à la mère survivante, et l'on doit ici appliquer cette article d'une manière d'autant plus rigoureuse, que le père n'est point déchu de la puissance paternelle, et, par conséquent de son droit d'usufruit sur les autres biens de l'enfant.

L'esprit ensuite : car, si l'usufruit refusé au père passait immédiatement sur la tête de la mère, il profiterait indirectement au père, soit, en droit, si les deux époux étaient mariés, sous le régime de communauté, soit en fait, sous les autres régimes. Il est bien vrai, que sous le régime de communauté la mère va être privée des fruits que le mari aurait perçus ; mais c'est ce qui arrive sous ce régime, toutes les fois que l'un des époux vient à perdre un droit dont la communauté avait la jouissance. Toutefois, l'usufruit légal ne sera pas définitivement éteint, et, si le père vient à mourir avant l'émancipation de l'enfant, ou avant qu'il ait atteint l'âge de dix-huit ans accomplis , la jouissance légale revivra au profit de la mère survivante.

7

2° HYPOTHÈSE. — *C'est la mère qui était appelée à la succession, et qui a été déclarée indigne.*

Si le père est prédécédé, l'art. 730 recevra son application, puisque la mère usufruitière légale des autres biens de l'enfant, sera privée de ce titre en ce qui touche les biens héréditaires. Mais, si le mariage n'est point encore dissous, l'application est alors sans objet. En effet, quand bien même cet article n'existerait pas, l'usufruit légal des biens de la succession, comme de tous les autres biens de l'enfant appartiendrait au père. Or, il lui appartiendra également, même en présence de l'art. 730, l'indignité de la mère ne pouvant porter atteinte au titre du père, pendant le mariage. De là, il va résulter que si les époux se trouvent mariés sous le régime de la communauté, la femme profitera, en fait, des fruits perçus par le mari.

Le cas de renonciation ne doit pas être mis sur la même ligne que celui d'indignité. Malgré la renonciation à la succession, l'usufruitier légal exercera son droit sur les biens héréditaires dévolus, à son défaut, à l'enfant. Il a renoncé, il est vrai, à la succession ; mais, cette renonciation n'implique pas, de sa part, l'abandon de son droit d'usufruit sur les biens du *de cujus*, une fois que ces biens sont devenus le patrimoine personnel du mineur.

CHAPITRE III.

QUELS DROITS CONFÈRE L'USUFRUIT LÉGAL?

Notre titre ne parle ni de la nature de l'usufruit légal, ni des droits qu'il confère. Certains auteurs, et notamment Proudhon (Traité de l'usufruit) en ont conclu qu'on devait appliquer à l'usufruit légal les règles de l'usufruit ordinaire,

Sans doute, l'usufruit légal peut, en principe, être assimilé à l'usufruit ordinaire ; sans doute, il est soumis aux règles générales de l'usufruit. Cela ressort des art. 385 et 601, l'un qui met au premier rang des obligations imposées à l'usufruitier légal, les charges dont sont tenus les usufruitiers ordinaires ; l'autre qui dispense les père et mère de donner caution. Mais, l'usufruit légal n'en est pas moins un usufruit d'une nature spéciale quant aux charges qui en résultent, et quant à sa durée, et, dès lors, certaines règles de l'usufruit ordinaire sont à son égard, sans application.

Lorsqu'un usufruit ordinaire comprend des choses qui, sans se consommer de suite, se détériorent peu à peu par l'usage, comme du linge, des meubles meublants, etc., le droit de l'usufruitier est réglé, ainsi qu'il suit, par l'art. 589 : « L'usufruitier, dit cet ar-

» ticle, a le droit de s'en servir pour l'usage auquel
» elles sont destinées, et n'est obligé de les rendre à
» la fin de l'usufruit, que dans l'état où elles se trou-
» vent, non détériorées par son dol ou par sa faute. »

Cette règle formulée pour l'usufruitier ordinaire par l'art. 589, est-elle applicable également à l'usufruitier légal ? Voici comment s'exprime sur ce point, l'article 463 : « Les père et mère, tant qu'ils ont la jouis-
» sance propre et légale des biens du mineur, sont
» dispensés de vendre les meubles, s'ils préfèrent de
» les garder pour les remettre en nature. Dans ce cas,
» ils en feront faire, à leurs frais, une estimation à
» juste valeur, par un expert qui sera nommé par le
» subrogé tuteur, et qui prêtera serment devant le juge
» de paix ; ils rendront la valeur estimative de ceux
» des meubles qu'ils ne pourraient représenter en na-
» ture. »

Cet art. 453 dérogeant aux règles ordinaires en matière de tutelle établit au profit des père et mère un privilége spécial. D'après le droit commun, le tuteur doit vendre tous les meubles du mineur, autres que ceux que le conseil de famille l'a autorisé à conserver en nature. Au contraire, les père et mère, en vertu de la jouissance qui leur appartient directement et personnellement, ont le droit ou de conserver les meubles ou de les faire vendre.

Or, en supposant que les père et mère aient préféré conserver les meubles, et qu'ils en aient, d'ailleurs, fait constater la valeur, conformément à la loi, la question que nous avons à résoudre, se pose en ces termes :

Le père sera-t-il, comme un usufruitier ordinaire, soumis à la règle de l'art. 589? En d'autres termes, pourra-t-il, à la fin de son usufruit, rendre les meubles dans l'état où ils se trouveront alors, non détériorés par son dol ou par sa faute?

On a, dans l'intérêt de l'affirmative, proposé les arguments suivants :

Le droit des père et mère sur les biens de leurs enfants est un droit de jouissance: l'art. 601 le qualifie d'usufruit légal. Comme tel, il est soumis aux règles générales de l'usufruit. Or, l'art. 589 est formel. Il accorde à l'usufruitier le droit de rendre à la fin de son usufruit les choses qui en font l'objet, dans l'état où elles se trouvent, pourvu que la détérioriation ne provienne ni de son dol, ni de sa faute. Telle est la règle, et nous ne trouvons aucun texte qui y déroge, en matière d'usufruit légal.

D'ailleurs, ajoute-t-on, mettre à la charge du père les détériorations survenues sans son dol ou sans sa faute, ce serait altérer son droit, et lui enlever toute espèce d'utilité. Celui qui a l'usufruit d'une chose peut en user conformément à sa destination; peu importe qu'elle se détériore, si les détérioriations ne proviennent pas d'un usage abusif. Tant qu'elles ne résultent que de l'exercice régulier du droit, elles ne sauraient être imputées à l'usufruitier.

Quelle que soit la valeur de ces arguments, la négative nous paraît mieux fondée. Si donc ces meubles ont péri ou sont hors de service, nous astreindrons les père et mère à rendre le montant de l'estimation mobilière.

Et d'abord, il est impossible de ne pas remarquer la différence très-significative de rédaction qui existe entre l'art. 453 d'une part, et les art. 589, 1053 et 1566 d'autre part.

De ces quatre articles combinés, il résulte clairement que le détenteur n'est obligé de rendre les meubles que dans l'état où ils se trouvent au moment de la restitution. Au contraire, que dit l'art. 453? Il oblige les père et mère qui ont préféré garder les meubles à les *rendre en nature*.

Mais, qu'est ce donc ques des meubles en nature, si ce n'est des meubles propres encore à l'usage auquel ils sont destinés, d'aprèsleur nature, c'est-à-dire d'après leur forme caractéristique? Est-ce remettre des meubles en nature que de remettre des débris de meubles?

D'ailleurs, en optant pour la conservation des meubles les père et mère contractent par là même l'obligation de les rendre tels qu'ils les prennent. En un mot, les meubles par eux conservés sont désormais à leurs risques; c'est pour eux qu'ils périssent; c'est pour eux qu'ils se dégradent; s'ils ne peuvent pas rendre les meubles tels qu'ils les ont reçus, ils rendront la valeur estimative.

Cette opinion qui a pour elle les textes est d'ailleurs conforme à l'équité et à la raison. L'usufruitier ordinaire n'a aucun choix à faire ; il doit forcément garder les meubles, et on comprend alors, qu'il ne soit tenu de les rendre que dans l'état où ils se trouvent. Le père, usufruitier légal est dans une toute autre position. Deux partis lui sont offerts; il peut, s'il le veut, vendre les meubles; il peut, au contraire, les garder. C'est à lui de consulter son intérêt, et de voir quel est celui de ces deux partis qui lui est le plus avantageux ? Que s'il opte pour la conservation, il connaît dès à présent l'obligation qu'il contracte ; il a pu mesurer d'avance la responsabilité qui pèse sur lui, et, dès lors, qu'y a-t-il d'étonnant à ce qu'on mette à sa charge les detériorations survenues ultérieurement ? D'ailleurs, si l'usufruit légal est établi dans l'intérêt du père, il ne faut pas, non plus qu'il porte préjudice à l'enfant. Il ne faut pas que l'enfant souffre de ce que ses biens sont entre les mains de son père.

C'était là, d'ailleurs, le point de vue qui avait été adopté par nos anciens auteurs. Ils ne voulaient pas que la jouissance des biens eût pour résultat d'en détruire et d'en absorber la propriété, comme cela arriverait dans l'hypothèse qui nous occupe : « La jouis-
» sance du gardien, dit Bourjon, embrasse les meubles
» appartenant au mineur ; mais, comme sa jouissance
» ne doit pas diminuer le fonds, il est obligé de faire
» faire la vente des meubles, et la jouissance se réduit
» à jouir du prix d'iceux. »

Aux termes de l'art. 595, l'usufruitier peut jouir par lui-même, ou vendre, ou céder son droit à titre gratuit.

Cet article est-il applicable à l'usufruit légal ? Le père pourrait-il vendre ou céder à titre gratuit son droit d'usufruit ?

Bien que l'affirmative ait été soutenue, (Proudhon, *Traité de l'usufruit*, tome I. n⁰ˢ 125 et 281. — Zachariæ Aubry et Rau, tome III, § 683), nous croyons cependant devoir adopter la négative.

En effet, l'usufruit légal est un attribut, une dépendance de la puissance paternelle ; à ce titre il participe de sa nature, et, par conséquent de son inaliénabilité :
« Le caractère essentiel et dominant de l'usufruit légal,
» dit M. Demante, c'est d'être inhérent à la puissance
» paternelle, et l'un des éléments de son organisation.
» La principale conséquence de ce caractère, selon
» moi, consiste à communiquer à ce droit l'inaliéna-
» bilité qui s'applique à la puissance paternelle elle-
» même. J'en conclus qu'il ne pourrait être ni cédé, ni
» hypothéqué par l'usufruitier, ni saisi par les créan-
» ciers. »

Le père, d'ailleurs, réunit en sa personne une double qualité. Il n'est pas seulement usufruitier, il est aussi administrateur des biens de l'enfant : « Le père, dit
» l'art. 389, est, pendant le mariage, administrateur
» des biens personnels de ses enfants mineurs. » Or, comment comprendre que le père puisse remplir librement, convenablement, son devoir d'administrateur, s'il a transmis son usufruit à un tiers ? Ce tiers, en tant que cessionnaire de l'usufruit, s'immiscera dans la gestion des biens. Peut- être, s'opposera-t-il à des mesures sages et utiles. La direction de la fortune et des biens de l'enfant, sera paralysée entre les mains du père, et, dès lors, il ne sera plus vrai de dire que le père est l'administrateur des biens de l'enfant.

Ajoutons que les charges auxquelles est assujetti l'usufruit paternel et notamment le devoir d'éducation et d'entretien s'opposent énergiquement à toute cession volontaire ou forcée de cet usufruit. En effet, l'importance des dépenses à faire pour l'éducation des enfants n'a rien d'absolu, c'est une question essentiellement relative, et c'est pour cela que la loi a abandonné aux père et mère le soin de fixer eux-mêmes le chiffre des dépenses que nécessite l'éducation des enfants.

Cela posé, supposons que le père ait cédé son droit d'usufruit, nous nous trouvons forcément dans l'une de ces deux situations : ou bien le tiers acquéreur devra subir toutes les décisions du père, quant à l'entretien et à l'éducation des enfants, et alors il sera complétement à sa discrétion, ce qui n'est pas possible; ou bien il sera fondé à critiquer et à contester le chiffre des dépenses, et alors, le père sera déchu de l'attribut capital de la puissance paternelle, savoir le droit de régler et de déterminer lui-même les conditions d'entretien et d'éducation de ses enfants.

Enfin, à combien de chances d'extinction, le droit consenti au tiers acquéreur serait-il exposé? Il s'éteindrait non-seulement par la mort de l'usufruitier comme cela a lieu dans tout usufruit, mais encore par la mort du propriétaire. De plus, le père malgré la cession de l'usufruit, ne serait-il pas toujours maître d'émanciper son enfant, et, par là, de faire tomber le droit qu'il aurait consenti?

Faisons remarquer, en terminant, que la puissance paternelle a été établie, surtout dans un but de protection pour l'enfant. La loi n'a pas pu permettre que le père fît tourner à son profit l'autorité dont il est investi en trafiquant des droits qui résultent pour lui de la puissance paternelle. (En ce sens, MM. Bugnet, Demolombe, tome VI, n° 527 ; Demante, tome II, page 194 ; Valette sur Proudhon, tome II, page 267 ; Duranton, tome III, n° 403 *bis*.)

L'usufruit ne pouvant être ni vendu ni cédé à titre gratuit, n'est pas non plus susceptible d'être hypothéqué ou exproprié, comme l'usufruit ordinaire. Nous ne parlons, bien entendu, que du droit pris en lui-même et isolément : car, nous reconnaissons parfaitement aux créanciers personnels du père le droit de faire des saisies-arrêts entre les mains des locataires, des fermiers, des débiteurs d'intérêts et d'arrérages des biens appartenant aux enfants.

On ne saurait également leur contester le droit de pratiquer des saisies-exécutions sur les fruits coupés, ou des saisies-brandons sur les fruits encore pendants par branche ou par racine : en effet, les fruits perçus par le père font partie de ses biens, et par suite, forment le gage commun de ses créanciers. (Art. 2092.)

Ainsi donc, ce qui est inaliénable et insaisissable, c'est le droit en lui-même. Les fruits qui en proviennent peuvent être saisis par les créanciers du père, mais, bien entendu, déduction faite de ceux qui sont nécessaires à l'acquittement des frais que leur débiteur doit avant tout payer, et, principalement des frais d'entretien et d'éducation des enfants. (Paris, 19 mars 1823, V. Sirey, 1825, t. 11, et 29; Colmar, 27 janvier 1835, V. Sirey, 1825, II° partie, p. 146.)

CHAPITRE IV.

QUELLES SONT LES CHARGES DE L'USUFRUIT LÉGAL ?

L'art. 385 énumère, ainsi qu'il suit, les charges qui qui pèsent sur le père, usufruitier légal des biens de ses enfants mineurs.

1° Les charges auxquelles sont tenus les usufruitiers.

2° La nourriture, l'entretien et l'éducation des enfants, suivant leur fortune.

3° Le payement des arrérages ou intérêts des capitaux.

4° Les frais funéraires et ceux de dernière maladie.

Examinons, en détail, chacune de ces obligations.

§ 1. — Charges auxquelles sont tenus les usufruitiers.

L'usufruit légal offre, avec l'usufruit ordinaire, cette ressemblance qu'il attribue aux père et mère tous les fruits ; il est juste, en retour, qu'ils soient assujettis à toutes les charges, qui, par suite de la perception des fruits, pèsent sur l'usufruitier ordinaire.

Ainsi, avant d'entrer en jouissance, le père devra faire dresser un inventaire des meubles et un état descriptif des immeubles grevés d'usufruit (art. 600); il devra jouir en bon père de famille, et conserver la substance de la chose (art. 578), acquitter les frais d'entretien (art. 605, 607), acquitter toutes les impenses qu'un bon père de famille prélève sur les revenus, ce qui comprend, les contributions, les arrérages des rentes, les intérêts des capitaux, les pensions alimentaires ou viagères. (Art 608, 610 et 612.) L'art. 601 impose à l'usufruitier ordinaire l'obligation de fournir caution, mais, en ce qui concerne l'usufruit légal, voici ce qu'il ajoute : « Cependant, les père et mère ayant » l'usufruit des biens de leurs enfants ne sont pas tenus » de donner caution. »

La loi a pensé avec raison que l'affection paternelle offrait des garanties suffisantes, et elle a reculé devant une disposition qui eût imprimé aux relations du père avec les enfants un caractère de défiance aussi injuste que blessant.

Toutefois, nous aurons à examiner plus tard, la question de savoir, s'il n'y aurait pas lieu de recourir à certaines mesures conservatoires, dans le cas, où, par suite des mauvaises affaires du père, la fortune des enfants serait compromise.

§ 2. — L'entretien, l'éducation et la nourriture des enfants, selon leur fortune.

Cette obligation que l'art. 385 impose au père résultait déjà pour lui de l'art. 203, en sorte qu'à première vue, ces deux articles semblent se confondre. Ce sont là cependant, deux obligations distinctes dans leurs causes, comme dans leurs effets.

Aux termes de l'art. 203, le père est obligé d'entretenir et d'élever ses enfants. Mais quelle est l'origine, quel est le principe de son obligation? C'est sa qualité de père. Le devoir d'entretien et d'éducation dérive pour lui de la procréation même de l'enfant.

Aux termes de l'art. 385, le père est tenu également d'élever et d'entretenir ses enfants; mais, ce n'est plus en qualité de père qu'il est obligé, c'est en qualité d'usufruitier légal.

De cette différence dans les causes, résultent en pratique, des différences assez notables.

Ainsi d'abord, d'après l'art. 203, le père doit à ses enfants une éducation et un entretien proportionnés à sa propre fortune. D'après l'art. 285, c'est sur la fortune de l'enfant, que doivent se mesurer les frais d'entretien et d'éducation.

Aux termes de l'art: 203, les père et mère ne sont tenus d'acquitter sur leurs propres biens les frais d'entretien et d'éducation, qu'autant que les enfants n'ont pas de fortune personnelle pour y suffire.

Aux termes de l'art. 285, le père en tant qu'usufruitier, est tenu d'entretenir, et d'élever les enfants sur les biens dont il a l'usufruit; l'enfant n'est pas obligé d'y contribuer, et cela, quand même il aurait des biens affranchis de l'usufruit.

Il est vrai que cette décision n'est pas acceptée par tous les auteurs. Il en est qui, dans ce cas, ne veulent faire supporter à l'usufruitier qu'une part proportionnelle à celle qu'il prend dans les revenus.

Nous ne partageons pas cette opinion. En vain, le père prétendrait-il que, l'enfant ayant des biens personnels, lui, père, n'est plus obligé de l'élever et de l'entretenir à ses frais. Sans doute, lui dirions-nous, vous n'êtes plus tenu comme père, vous n'êtes plus obligé, en vertu de l'art. 203. Mais reste l'art. 385, dont les termes sont formels. Vous êtes tenu, comme usufruitier, et, à ce titre, vous devez prélever sur les biens grevés d'usufruit, les frais d'entretien et d'éducation de vos enfants. Le texte ne distingue pas. Peu lui importe que l'enfant ait ou non des biens personnelles. Bien plus, le Code prévoit le cas où des biens seraient donnés à l'enfant, avec la clause expresse, qu'ils seraient affranchis de l'usufruit légal. Le Code autorise cette exception ; mais il ne modifie pas la règle, et le principe, posé par l'art. 385, subsiste dans toute sa force.

Le Code, d'ailleurs, n'a fait que reproduire l'opinion de Pothier, qui, dans son introduction au titre des fiefs, s'exprimait ainsi : « Quoique le gardien noble ne
» jouisse pas des biens de ses mineurs qui sont situés
» en des lieux régis par des lois qui ne lui donnent pas
» cette jouissance, l'émolument de la garde qu'il a,
» dans les biens régis par notre coutume, ne laisse
» pas de l'obliger pour *le tout*, aux frais de l'entretien
» du mineur, et autres charges de la garde : car, ce
» n'est que sous ces charges, que la coutume lui défère
» l'émolument de la garde. »

Signalons encore deux différences entre l'art. 203 et l'art. 385.

En vertu de l'art. 203, l'obligation d'entretien et

d'éducation incombe également aux deux époux. Aux termes de l'art. 384, l'époux usufruitier est seul obligé.

Enfin, en vertu de l'art. 203, si le père a des créanciers personnels, et que ceux-ci saisissent les biens de leur débiteur, les enfants seront non recevables à demander le prélèvement d'une certaine somme destinée à pourvoir à leur entretien et à leur éducation. Au contraire, en parlant précédemment des droits des créanciers sur les biens provenant de l'usufruit légal, nous leur avons accordé le droit de saisir les fruits qui sont dans les biens de leur débiteur; mais, nous avons immédiatement ajouté qu'ils ne pouvaient saisir les biens que déduction faite de ceux nécessaires à acquitter les frais que leur débiteur doit avant tout payer, et particulièrement, les frais d'entretien, de nourriture et d'éducation des enfants.

§ 3. — Le payement des arrérages ou intérêts des capitaux.

A quels intérêts, à quels arrérages se réfère notre article? Est-ce aux intérêts à échoir pendant la durée de l'usufruit? Est-ce aux intérêts déjà échus au moment où commence l'usufruit?

La question est controversée.

Plusieurs jurisconsultes pensent que la loi n'a entendu mettre à la charge de l'usufruitier légal que les intérêts ou arrérages à échoir.

En effet, disent-ils, il y a une étroite corrélation entre les revenus passifs et les revenus actifs. Pourquoi l'usufruitier supporte-t-il les charges? C'est parce qu'il perçoit les fruits, et s'il gagne seulement les revenus actifs à échoir, les revenus passifs à échoir doivent également figurer seuls à son compte personnel. Avant l'ouverture de son usufruit, le père n'avait évidemment aucun droit aux fruits. Or, mettre à sa charge les intérêts échus avant son entrée en jouissance, ne serait-ce pas mettre l'effet avant la cause?

Il est vrai, ajoute-t-on, que dans l'ancien droit, les intérêts ou arrérages déjà dus par le *de cujus* au moment de son décès, étaient à la charge du gardien. Mais il y avait à cela deux raisons : la première, c'est qu'alors le gardien était tenu même personnellement de toutes les dettes mobilières ; la seconde, c'est qu'il devenait propriétaire du mobilier, dont les dettes mobilières étaient une charge.

Malgré ces arguments, nous croyons devoir adopter l'opinion opposée, et nous pensons que l'usufruitier doit acquitter non-seulement les intérêts ou arrérages à échoir pendant le cours de son usufruit, mais encore ceux qui sont déjà échus au moment de son entrée en jouissance.

Remarquons d'abord que l'opinion adverse offre un grave inconvénient : elle rend complétement inutile le 3° de l'art. 385. En effet, la charge des revenus passifs à échoir étant une des charges de l'usufruit ordinaire, rentre par là même dans le 1° de l'article. Or, comment comprendre que la loi ait, dans le même article, à un très-faible intervalle, répété deux fois la même disposition?

L'opinion adverse essaie vainement de repousser le

précédent des coutumes. L'ancien droit a, en cette matière, une autorité considérable. Sans doute il est vrai de dire, que si primitivement le bailliste était obligé de payer toutes les dettes mobilières, c'était parce qu'il acquérait la pleine propriété des meubles. Mais ce motif cessa d'être exact, lorsque le bail eut été transformé en garde-noble. Alors, en effet, les dettes mobilières furent, comme par le passé, laissées à la charge du gardien par la plupart des coutumes, et cependant elles cessèrent de lui attribuer la propriété du mobilier. La coutume de Paris allait même plus loin. Elle refusait au gardien même la jouissance des meubles, et néanmoins elle le soumettait à l'obligation d'acquitter toutes les dettes, et, spécialement les arrérages échus. Voici comment s'exprime la coutume dans son art. 267. L'art. après avoir énuméré les droits du gardien, ajoute : « A la charge de payer et acquitter » par ledit gardien, les dettes et arrérages de rentes » que doivent les mineurs ; les nourrir, alimenter » et entretenir selon leur état et qualité, payer et ac- » quitter les charges annuelles que doivent lesdits hé- » ritages. » Si donc le baillistre éatit tenu des dettes mobilières, ce n'était pas, du moins, dans le dernier état du droit, parce qu'il était propriétaire du mobilier, et, dès lors, on aurait peine à comprendre que le législateur en empruntant à l'ancien droit une de ses dispositions, lui eût donné une signification autre que celle qui lui était attribuée par la grande majorité des coutumes.

Ajoutons que l'opinion qui met à la charge de l'usufruitier légal les intérêts ou arrérages déjà échus, nous semble en parfaite conformité avec l'esprit général de la loi, en matière d'usufruit légal.

La loi, tout en accordant au père la jouissance des biens de ses enfants, a voulu néanmoins que le fonds, que le capital même de leur patrimoine fussent respectés. Elle a pensé avec raison, qu'il était d'une bonne gestion que les intérêts non-seulement à échoir, mais déjà échus fussent payés sur les revenus, de manière que la substance fût respectée, que le capital ne fût entamé dans aucun cas. D'ailleurs, si les charges paraissaient trop considérables au père usufruitier, il serait parfaitement libre de renoncer à son droit; l'usufruit est un avantage que la loi lui offre, ce n'est pas une obligation qu'elle lui impose. (En ce sens, MM. Bugnet, Zachariæ, t. III; Marcadé, t. II, art. 385, nᵛ 3; Demolombe, t. VI, nᵒ 544.)

§ 4. — Les frais funéraires et ceux de dernière maladie.

Suivant M. Delvincourt, il s'agirait ici des frais funéraires et de dernière maladie de l'enfant. Mais on décide généralement que la loi a entendu parler des frais funéraires et de dernière maladie de la personne qui a donné ou légué à l'enfant les biens soumis à l'usufruit.

Cette opinion s'appuie sur les traditions du droit coutumier. En effet, dans notre ancien droit, les frais de la dernière maladie du *de cujus* constituant une dette mobilière, étaient sans aucun doute, à la charge du gardien. Quant aux frais funéraires, on ne pouvait évidemment pas les considérer comme une dette laissée par le défunt, et, en conséquence, il y avait eu doute. Pourtant, on avait fini par adopter l'opinion qui, suivant les expressions même de Pothier, obligeait le gardien à acquitter ses mineurs des frais funéraires du prédécédé. Or, ne pouvons-nous pas répéter ici ce que nous avons dit précédemment, à propos des intérêts et des arrérages? Est-il naturel de penser que les rédacteurs du Code, en reproduisant une disposition du droit coutumier, n'ont voulu lui donner une signification autre que celle qui lui était attribuée par les coutumes?

D'ailleurs, si les mots « de dernière maladie, » s'appliquaient à l'enfant, on ne comprendrait plus l'utilité de l'art. 385 en face de l'art. 203. Le père n'est-il pas tenu, en vertu de l'art. 203, et indépendamment de la qualité d'usufruitier de supporter les frais de toutes les maladies de son enfant, et non pas seulement les frais de la maladie à laquelle il succombe? Et, s'il en est ainsi, pourquoi dans l'art. 385, avoir fait un alinéa spécial relatif aux frais de dernière maladie? Pourquoi avoir répété ce qui déjà résultait de l'art. 203?

Et quant aux frais funéraires, à quel titre seraient-ils une charge de l'usufruit, puisque l'usufruit légal a cessé, quand cette dette prend naissance?

Ajoutons, qu'il serait difficile de comprendre pourquoi la loi aurait spécialement mis au compte de l'usufruitier les frais funéraires de l'enfant, pour en décharger les autres héritiers. Les frais funéraires sont des charges de la succession, et, à ce titre, ils doivent peser également sur tous les héritiers. (MM. Buguet,

Demolombe ; Valette sur Proudhon, t. II, p. 529; Marcadé, t. II, art. 385, n. 4.)

Seront également compris sous le nom de frais funéraires, les frais de deuil de la veuve de celui qui a donné ou légué les biens sujets à l'usufruit. M. Demolombe en donne deux motifs.

D'abord, dit-il, cette opinion est conforme au droit coutumier, lequel mettait à la charge du gardien les frais de deuil de la veuve (V. Renusson, *Traité de la Garde*, ch. VII, n° 63; Merlin, *Répertoire de jurisprudence*, art. Deuil, § 1, n° 2.)

En second lieu, il est très-conforme à la pensée essentielle de l'art. 385 n°ˢ 3 et 4, de faire payer ces sortes de frais à l'usufruitier sur les revenus plutôt que d'entamer le capital.

Telles sont les obligations qui pèsent sur l'usufruitier paternel. La loi les mettant à sa charge, il s'ensuit qu'il peut être directement poursuivi par les créanciers.

Mais, il ne faut pas oublier que, s'il est tenu, il ne l'est qu'au nom de l'enfant, et comme détenteur des biens grevés d'usufruit. Il en résulte :

1° Qu'il peut opposer aux créanciers tous les moyens et exceptions que le mineur lui-même pourrait leur opposer;

2° Que l'usufruitier peut, sauf règlement entre ses enfants et lui, se soustraire aux poursuites en abandonnant son droit d'usufruit;

3° Que l'enfant, bien que son père puisse être poursuivi, ne cesse pas, pour cela, d'être lui-même obligé envers ses propres créanciers. Aucun texte, en effet, ne déclare qu'il y ait ici novation. Le droit coutumier déjà repoussait l'idée d'une novation. (V. M. Demangeat, *Revue de droit français et étranger*, année 1845, page 660.)

Toutefois, nous devons noter ici une remarque de M. Demolombe. (T. VI, nº 550). Si l'usufruitier léga n'avait pas la tutelle, le tuteur du mineur serait fondé, suivant M. Demolombe, à renvoyer vers cet usufruitier les créanciers qui s'adresseraient à lui : car, s'ils n'ont pas d'intérêt légitime à poursuivre le mineur personnellement, plutôt que l'usufruitier lui-même, lui, a intérêt à ce que la dette soit acquittée directement par l'usufruitier, qui en est tenu, plutôt que d'être obligé d'en faire l'avance, pour exercer ensuite un recours, et dans le silence de la loi sur ce point, il semblerait rationnel et équitable de régler ainsi leurs rapports. (M. Demolombe, t. VI, nº 550.)

CHAPITRE V.

—

COMMENT S'ÉTEINT L'USUFRUIT.

Les modes d'extinction de l'usufruit légal sont de
deux sortes : les uns communs à tout usufruit, les
autres spécialement applicables à l'usufruit légal.

SECTION 1re. — *Modes d'extinction communs à tout usufruit.*

Les modes d'extinction de l'usufruit ordinaire sont,
en général, applicables à l'usufruit légal. Il en est
quelques-uns cependant, qui, par la nature même des
choses, lui sont inapplicables. Il est bien évident, par
exemple, qu'il ne saurait s'éteindre par le non-usage
pendant trente ans, puisque le terme extrême de sa
durée est de dix-huit ans ; il en est de même de la perte
de la chose, puisque l'usufruit du père est universel,
et que les universalités ne périssent pas. Quant à la
consolidation, elle se réalisera rarement, en présence
de l'art. 450 qui est applicable aux père et mère, et
qui défend au tuteur de devenir acquéreur des biens
du mineur.

Restent donc trois modes d'extinction, savoir :

1° La mort de l'usufruitier;

2° La renonciation de l'usufruitier à son droit;

3° L'abus de jouissance.

§ 1. — La mort de l'usufruitier.

Ce mode d'extinction n'offre pas de difficultés. Remarquons seulement, que si c'est le père qui meurt, l'usufruit s'éteint pour lui, mais commence en même temps sur la tête de la mère, si elle lui survit.

§ 2. — La renonciation de l'usufruitier.

On ne saurait contester aux père et mère le droit de renoncer à l'usufruit que la loi leur confère. C'est là, un bien privé, un droit particulier dont ils sont libres de se dessaisir. Il est vrai, que la loi en établissant et en organisant l'usufruit légal, s'est inspirée, dans une certaine mesure, des idées d'ordre public et d'intérêt social. Mais ces motifs ne sont pas tels, qu'ils doivent nous déterminer à enchaîner irrévocablement la volonté du père, et à lui enlever un droit, qu'aucun texte ne lui refuse.

En vain, objecterait-on qu'avant d'avoir accepté, le père était libre de prendre tel parti qui lui convenait; mais, qu'après avoir accepté, il s'est engagé définitivement envers la loi et envers ses enfants à subir toutes les conséquences de son acceptation, quelqu'onéreuses qu'elles puissent être.

Rien, dans la loi, n'autorise à penser que le législateur ait voulu attacher à la loi un effet aussi irrévocable.

L'usufruitier ordinaire peut revenir sur son acceptation et se soustraire aux charges de l'usufruit, en renonçant à son droit. Tel est le droit commun, et il subsiste tant qu'un texte formel ne vient pas y déroger.

Dans l'ancien droit on discutait sur le point de savoir si le gardien, qui avait plusieurs enfants, pouvait diviser son acceptation, prendre la garde des uns, s'y soustraire à l'égard des autres.

Pothier qui, dans son Introduction au titre des fiefs, n. 328, avait d'abord décidé que l'acceptation était indivisible, revint sur cette opinion, et enseigna dans son *Traité de la garde*, qu'il y avait autant de droit de garde qu'il y avait d'enfants, et que, par conséquent, on pouvait accepter la garde à l'égard de l'un, et la refuser à l'égard de l'autre.

Telle était l'opinion de Pothier et rien ne nous autorise à penser que notre loi ait voulu s'en écarter.

Quant à la forme de la renonciation, nous en avons traité précédemment.

Le père ayant renoncé, quels seront les effets de sa renonciation. Lui donnerons-nous un effet rétroactif, ou bien n'aura-t-elle de résultats que pour l'avenir?

Cette question controversée quant à l'usufruit ordinaire, l'est également en ce qui concerne l'usufruit légal. Mais la solution de la dernière difficulté dépend de la solution donnée à la première. Si donc, nous prouvons que la renonciation de l'usufruitier ordinaire ne saurait, dans aucun cas, l'affranchir de ses obligations *in prœteritum*, nous serons en droit de conclure qu'il en est de même pour le père usufruitier légal, et nous pourrons même en tirer, en faveur de notre opinion un argument *a' fortiori*. En effet, dans l'ancienne jurisprudence, on refusait au père le droit qu'on accordait, au contraire, généralement à l'usufruitier. La renonciation de l'usufruitier avait un effet rétroactif; celle du père n'avait d'effet que pour l'avenir.

Ceux qui donnent à la renonciation de l'usufruitier ordinaire un effet rétroactif s'appuient uniquement sur l'argument suivant : les charges qui pèsent sur l'usufruitier sont des charges réelles; l'usufruitier n'est tenu que *propter rem*. Donc, si l'usufruitier restitue, même dans le passé, les fruits qu'il a perçus, il s'affranchit aussi même dans le passé, d'une obligation qui désormais n'a plus de cause.

Notre savant maître, M. Bugnet, réfute ainsi cet argument ; « Pour justifier cette décision, dit M. Bugnet, » on dit qu'il s'agit ici d'une charge à cause de la » chose, que cette charge ne pèse directement que » sur le fonds. C'est l'héritage qui doit et non pas la » personne, en sorte que si celui qui jouit de l'immeuble peut être contraint à faire la prestation de » la charge, c'est parce qu'il possède, et en tant qu'il » possède le fonds qui en est grevé ; donc cette charge » ne peut plus exister dès qu'il a cessé de jouir, et » qu'il n'existe plus d'usufruit. »

» Voilà, sans doute, un raisonnement péremptoire » pour les réparations, dont la cause est postérieure à » l'abandon fait par l'usufruitier; mais, il nous frappe » beaucoup moins en ce qui concerne les réparations

» qui se trouvent à faire pendant le temps de l'usufruit ;
» n'y a-t-il pas, dans ce cas, un acquiescement de
» l'usufruitier à supporter personnellement les charges
» d'entretien et autres charges annuelles, tant qu'il
» n'a pas abandonné sa jouissance ? Cette volonté au
» moins tacite ne constitue-t-elle pas un quasi-contrat
» qui rendrait l'usufruitier personnellement débiteur ?
» Pourquoi, par un abandon rétroactif des fruits, lui
» permettre de se soustraire à des charges qu'il a
» conséquemment acceptées. » (M. Bugnet sur Pothier,
t. VI, p. 414, n° 42.)

Ainsi donc, suivant M. Bugnet, et nous adoptons pleinement cette opinion, la renonciation de l'usufruitier ordinaire n'a pas d'effet rétroactif. Or, cette décision nous paraît parfaitement applicable à l'usufruitier légal, et, nous croyons, en conséquence que la renonciation du père à son usufruit, ne produit aucun résultat dans le passé, et n'a d'effet que pour l'avenir.

M. Demolombe va plus loin. Il applique également cette conclusion au cas où l'usufruit légal viendrait à s'éteindre autrement que par la renonciation de l'ayant droit, par exemple, par la mort de l'enfant survenue très-peu de temps après l'ouverture de l'usufruit.

« Il se peut, dit M. Demolombe, que la très-courte
» durée de l'usufruit ne laisse pas le temps à l'usufrui-
» tier de recueillir assez de revenus, pour faire face
» aux obligations qu'il aurait contractées par l'accep-
» tation. » Et plus loin M. Demolombe ajoute : « Tel
» est le résultat de cet usufruit, tel que la loi l'a orga-
» nisé. C'est une sorte de forfait, c'est un droit aléa-
» toire, par suite duquel il peut arriver que l'usufrui-

» lier légal se trouve engagé *ultra vires*, soit à cause
» de l'insuffisance des revenus comparativement aux
» charges, soit à cause de la courte durée que l'usufruit
» aurait eue. »

L'art. 1167 autorise les créanciers à attaquer les actes faits par leur débiteur en fraude de leurs droits, et l'art. 622 faisant l'application de cette théorie au cas spécial de l'usufruit, s'exprime ainsi : « Les créan- » ciers de l'usufruitier peuvent faire annuler la renon- » ciation qu'il aurait faite au préjudice de leurs » droits. »

Cet art. 622 est-il applicable à l'usufruit légal. Les créanciers du père, peuvent-ils attaquer la renonciation qu'il aurait faite à son droit de jouissance?

L'usufruit est dans les biens du père ; les fruits qu'il perçoit sont dans ses biens et pourraient être saisis par eux. Dès lors, pourquoi les empêcher d'attaquer suivant le droit commun, la renonciation faite à leur détriment? Toutefois, la question nous semble devoir être résolue par une distinction. Si le père renonce directement et principalement à l'usufruit légal, comme tout usufruitier peut le faire, les créanciers auront le droit en vertu de l'art. 622, d'attaquer cette renonciation. Mais, si la renonciation ne se produit que sous une forme indirecte, et comme conséquence de l'émancipation, elle est à l'abri de toute attaque ; car on ne comprendrait pas, qu'un intérêt purement pécuniaire pût entraver l'exercice essentiellement libre de la puissance du père, sur la personne de l'enfant, et, par conséquent, l'usage qu'il fait de son pouvoir en l'émancipant.

§ 3. — L'abus de Jouissance.

Ce mode d'extinction est indiqué par l'art. 618. Il offre ce caractère spécial qu'il n'agit pas de plein droit, et nécessite l'intervention de la justice. L'art. 618 ne parle que de l'usufruitier ordinaire ; mais il nous paraît sans difficultés, devoir s'appliquer à l'usufruitier légal. Du reste, les tribunaux jouissent, à cet égard, d'un pouvoir discrétionnaire, fort large. Cela résulte des termes mêmes de l'art. 618 : « Les juges peuvent, nous
» dit cet article, suivant la gravité des circonstances,
» ou prononcer l'extinction absolue de l'usufruit, ou
» n'ordonner la rentrée du propriétaire, dans la jouis-
» sance de l'objet qui en est grevé, que sous la charge
» de payer annuellement à l'usufruitier ou à ses ayants
» cause, une somme déterminée, jusqu'au moment où
» l'usufruit aurait dû cesser. »

Ainsi donc, si le père commet des dégradations ou laisse dépérir le fonds faute d'entretien, nous pensons qu'il encourra la déchéance de son usufruit, en faisant remarquer toutefois, que les tribunaux devront apporter en cette matière de grands ménagements et une extrême réserve.

Mais, outre les charges qui incombent à tout usufruitier, le père usufruitier légal est soumis à certaines charges spéciales qui sont énumérées par l'art. 385. Or, l'inaccomplissement de ces obligations spéciales entraîne-t-il pour le père la perte de son droit d'usufruit ?

Dans l'intérêt de l'affirmative on invoque deux arguments :

On se fonde d'abord sur les précédents du droit coutumier. « Le gardien pouvait être privé de la garde, » lorsqu'il ne fournissait pas aux mineurs les choses » nécessaires pour leur éducation. » (Pothier, *Traité de la Garde-noble*, sect. IV, § 1. — *Nouveau Denizart*, t. IX, v° *Garde-noble*, § 12).

Cette déchéance ajoute-t-on n'a rien que de conforme aux principes généraux du droit. En effet, lorsqu'un droit n'est conféré que sous la condition de certaines charges à remplir, il est de principe que le droit doit être révoqué, si les charges ne sont pas remplies, il y a une corrélation nécessaire entre le droit et les charges. C'est, par application de ce principe, que l'art. 1184 déclare que la condition résolutoire est toujours sous-entendue dans les contrats synallagmatiques.

Or, la loi ne confère l'usufruit au père que sous certaines charges, sous certaines conditions énumérées par l'art. 385. Le père reçoit un droit, mais à la condition de certaines charges. Dès lors, s'il refuse d'exécuter son obligation, n'est-ce pas faire l'application des principes que de lui retirer l'usufruit?

La négative nous paraît préférable.

Que la doctrine contraire ait été celle du droit coutumier, soit. Mais peut-on conclure de là qu'elle ait passé dans notre droit? La déchéance du droit d'usufruit légal est une peine exceptionnellement grave ; car elle ne blesse pas seulement le père dans ses intérêts matériels, elle le frappe surtout dans ses intérêts d'honneur et d'affection. Or quelle que soit l'autorité du droit coutumier, il nous semble téméraire d'appliquer au père une peine aussi grave, lorsque d'ailleurs elle n'est prononcée par aucun texte de nos lois. En effet, elle ne l'est pas par l'art. 618 ; cet article prévoit uniquement l'abus commis, soit en se livrant à des dégradations sur le fonds, soit en le laissant dépérir, faute d'entretien. L'art. 305 ne saurait être non plus invoqué : car il impose bien à l'usufruitier légal certaines charges ; mais il n'attache pas à l'inexécution de ces charges, la déchéance de l'usufruit légal.

Quant à l'argument qui consiste à dire que le droit et la charge sont corrélatifs, nous comprenons qu'on l'invoque dans un contrat synallagmatique : car dans de semblables contrats, l'obligation de l'un a nécessairement pour cause celle de l'autre, en sorte que si l'une des parties n'exécute pas le contrat, l'engagement de l'autre partie ne se comprend plus, et n'a plus sa raison d'être. Mais ici, quelle est véritablement et avant tout la cause de l'usufruit légal ? C'est évidemment le caractère paternel. Que des charges soient attachées à cet usufruit, soit ; mais, en dehors de ces charges, le droit lui-même a parfaitement sa raison d'être.

Mais, supposons maintenant que le père remplisse exactement toutes les charges qui lui sont imposées par l'art. 385. Sera-t-il déchu du droit d'usufruit, si d'ailleurs, il est d'une inconduite notoire, s'il se livre à la dissipation et à la débauche ?

Quant à la déchéance, il nous semble impossible de la prononcer contre le père, quelle que soit d'ailleurs, son inconduite. La question se représentera pour la mère, sous l'art, 386, et nous aurons bientôt à l'examiner. Mais quant au père, la déchéance qui serait prononcée contre lui aurait un caractère purement arbitraire, et ne se justifierait par aucun texte.

Mais en supposant que le père échappe à la déchéance, du moins ne pourra-t-on pas prendre, dans l'intérêt des enfants, certaines mesures conservatoires ?

La question nous semble devoir être résolue par une distinction.

Si les désordres du père donnent lieu de craindre que les biens du mineur ne soient compromis dans ses mains, alors le tribunal pourra prendre toutes les mesures conservatoires qu'il jugera utiles à l'enfant. Que si même en face des désordres du père, les biens de l'enfant ne courent aucun risque, nous ne donnerons pas la même décision.

Section II. — *Causes d'extinction spéciales à l'usufruit.*

Ces causes sont au nombre de six, savoir :

1° L'accomplissement de la dix-huitième année de l'enfant ;

2° Son émancipation expresse ou tacite ;

3° La mort de l'enfant;

4° La condamnation encourue par le père ou la mère, en vertu de l'art. 334, du Code pénal ;

5° Le second mariage de la mère ;

6° Le défaut d'inventaire dans le cas prévu par l'art. 1442.

Chacune de ces causes d'extinction mérite quelques détails.

§ 1. — L'accomplissement de la dix-huitième année de l'enfant.

L'usufruit légal cesse donc trois ans avant la puissance paternelle. On a craint que l'usufruitier légal ne trouvât, dans son intérêt personnel, un motif pour s'opposer au mariage ou à l'émancipation de l'enfant.

La loi a voulu, de plus, assurer à l'enfant certaines économies, pour le moment où il atteindrait sa majorité.

§ 2. — L'émancipation expresse ou tacite de l'enfant.

Une question délicate s'élève sur ce point.

En supposant que l'émancipation soit révoquée, l'usufruit légal renaîtra-t-il par suite de cette révocation ?

Nous ne le pensons pas. La cause de l'usufruit, c'est-à-dire la puissance paternelle renaissant, il semble, tout d'abord, que l'effet devrait renaître aussi. Mais si l'usufruit légal ne peut pas exister sans la puissance paternelle, la puissance paternelle au contraire, peut parfaitement exister sans l'usufruit légal ; c'est ce qui arrive en cas de renonciation. Or quand les père et mère ont consenti soit expressément, soit tacitement, dans le cas de mariage, par exemple, à l'émancipation de l'enfant, n'est-il pas vrai de dire qu'il sont renoncé à leur droit, et dès lors, le bénéfice de cette renonciation désormais acquis à l'enfant ne peut plus lui être enlevé par la révocation de l'émancipation. L'usufruit légal a été éteint par le fait même de l'émancipation. L'émancipation étant révoquée, nous voyons, il est vrai, reparaître la puissance paternelle, mais comme l'usufruit légal ne saurait en aucune façon être considéré comme un attribut essentiel de cette puissance, il faudrait, pour le faire renaître, un texte formel. Or, ce texte n'existe pas.

Ajoutons que si, par suite de la révocation de l'émancipation, le mineur est replacé en tutelle, c'est là une mesure prise dans son intérêt exclusif. Or faire tourner la révocation de l'émancipation au projet du père, ce serait altérer le sens de la loi, et en méconnaître la pensée. (Marcadé, t. I, art. 387, n° 7 ; Duranton, t. III n° 396. — *Contra*, M. Demolombe, t. V, n° 155.)

§ 3. — La mort de l'enfant mineur de dix-huit ans.

Il n'en était pas ainsi en droit romain . Le père conservait, sa vie durant, l'usufruit du pécule *adventice* de son enfant prédécédé. (Loi **7**, § **1**, au Code *ad Senatus-cons. Tertullianum.*)

Mais, tout en s'inspirant du droit romain, les rédacteurs du Code s'en sont plus d'une fois écartés. Ils se sont attachés moins au droit romain qu'au droit coutumier. Or, sous l'empire des coutumes, le droit de garde finissait par la mort du mineur. (Pothier, *Introduction au titre des fiefs*, n° 343.)

Ce mode d'extinction ne se trouve pas formulé dans

le Code d'une manière précise et formelle. Mais, il résulte évidemment de la théorie générale de notre loi, en matière d'usufruit légal. Que si la puissance paternelle peut exister indépendamment de l'usufruit légal, la réciproque n'est pas vraie ; l'usufruit légal ne se comprend pas sans la puissance paternelle. Or, la puissance paternelle cessant par la mort de l'enfant, sur quoi désormais se fonderait l'usufruit?

D'ailleurs, sur quoi porte l'usufruit légal? Sur les biens de l'enfant. Mais une fois l'enfant mort, les biens ont changé de mains : donc l'usufruit s'évanouit. C'est bien là ce que suppose l'art. 754, puisqu'après le décès de l'enfant, il attribue au survivant des père et mère un droit d'usufruit spécial, et complétement distinct de celui qui nous occupe.

Telle était, d'ailleurs, l'ancienne règle en matière de garde.

On objecterait vainement l'art. 620 ainsi conçu : « L'usufruit accordé jusqu'à ce qu'un tiers ait atteint » un âge fixé, dure jusqu'à cette époque encore bien » que le tiers soit mort avant l'âge fixé. » Le législateur, dans cet article, a voulu trancher une question d'interprétation du titre, en se conformant à l'intention probable et présumée des parties. Mais ici, il n'y a pas de doute possible. L'usufruit légal doit cesser, quand l'enfant n'existe plus, c'est-à-dire quand la puissance paternelle s'est éteinte, et que les biens de l'enfant sont passés en d'autres mains. Remarquons, d'ailleurs, que l'art. 620 parce là même qu'il parle d'un tiers, exclut toute idée d'application au cas qui nous occupe.

§ 4. — La condamnation encourue par le père ou la mère, en vertu de l'art. 334 du Code Pénal.

Mais, dans ce cas, le père est-il déchu de la puissance paternelle et des avantages qui en résultent d'une manière générale et absolue, ou bien la puissance paternelle cesse-t-elle seulement à l'égard de l'enfant victime du délit?

Plusieurs auteurs, et notamment M. Duranton (t. III, n° 384), enseignent que la déchéance prononcée par l'art. 384 est générale et absolue en sorte que le père est privé de son droit d'usufruit, non-seulement sur les biens de l'enfant victime du délit, mais encore sur les biens de ses autres enfants.

Assurément, une semblable pénalité serait parfaitement légitime, et en présence de la gravité du délit, personne ne serait tenté de la taxer d'exagération.

Nous ne croyons pas toutefois qu'on puisse l'induire des termes de la loi, et nous pensons, en conséquence, que la déchéance est spéciale et ne produit effet que relativement à l'enfant victime du délit. En effet, il est de principe que la loi pénale doit être interprétée restrictivement : *Pœnalia non sunt extendenda.* « Or, dit M. Faustin Hélie, (tome VI, page. 153), l'art. 335 parle restrictivement de *l'enfant*, et dès lors la peine ne peut être étendue au delà de ses termes. »

5. — Le divorce et le convol de la mère à un second mariage ?

La première partie de l'art. 386 privait de la jouis-sance légale celui des père et mère contre lequel le divorce avait été prononcé. Cette première partie de l'article reste sans objet, depuis que la loi du 8 mai 1819 a aboli le divorce.

Mais, pourrait-elle s'appliquer à la séparation de corps ?

Nous ne le croyons pas. Et d'abord, ici, comme dans le cas précédent, il s'agit d'une pénalité établie spécialement en prévision du divorce, et qu'on ne sau-rait, sans témérité, étendre à la séparation de corps.

D'ailleurs, cette disposition qui se comprenait dans le cas de divorce n'aurait plus sa raison d'être dans le cas de séparation de corps. Quelque pénible que soit pour les enfants la séparation de corps, elle ne leur cause pas, à beaucoup près, le même tort que le di-vorce. La séparation de corps crée aux époux une situation nouvelle ; mais elle laisse subsister le ma-riage. Le divorce brisait le lien même du mariage ; il autorisait une seconde union, et, par suite, la naissance d'autres enfants.

De plus, en supposant la séparation de corps pro-noncée contre le père, que ferait-on de l'usufruit légal ? On ne pourrait pas l'attribuer à la mère : car, la mère n'a droit à l'usufruit, qu'après la dissolution du ma-riage (art. 384), et ici le mariage subsiste. Faudrait-il rendre aux enfants l'usufruit ? « Mais alors, dit

» M. Demolombe, ce serait faire aux enfants, un dé-
» plorable titre d'acquisition ; ce serait les mêler, les
» engager,, par leur intérêt personnel, dans de fu-
» nestes dissensions, auxquelles il faut, au contraire,
» qu'ils demeurent étrangers. »

Ainsi donc, concluons, sur ce point, en disant que la première partie de l'article faite en prévision du divorce ne saurait être étendue à la séparation de corps.

Reste la seconde partie de l'art. 386 qui nous dit que la jouissance légale cessera à l'égard de la mère, dans le cas d'un second mariage.

M. Demante expose, ainsi qu'il suit, la raison de cette déchéance : « La raison principale, dit-il, qui a
» dû motiver la déchéance de la mère, en cas de second
» mariage, c'est que la jouissance, si on la lui avait
» réservée, aurait, en droit ou en fait, plutôt appar-
» tenu à son mari qu'à elle-même. Cette raison ne
» s'appliquant pas au second mariage du père qui,
» pourtant, à beaucoup d'égards, n'est pas plus favora-
» ble que celui de la mère, la loi n'y a pas appliqué
» la déchéance de l'usufruit. Au contraire, la coutume
» de Paris faisait indistinctement finir la garde noble
» ou bourgeoise par le second mariage du gardien. »
(Cout. de Paris, art. 366.)

Il semblerait que si la loi frappe de déchéance la mère qui se remarie, elle dût *a fortiori*, lui enlever l'usufruit, dans le cas où elle se livrerait notoirement à l'inconduite.

Toutefois, la question est controversée. Nous pensons cependant, suivant en cela l'opinion de Proudhon (*Traité de l'usufruit*, t. I, n° 146) que la mère qui se livre notoi ···nt à l'inconduite doit être déchue de l'usufruit léga...

La question, il est vrai, est délicate : car, on peut dire, en faveur de la mère, qu'aucun texte ne prononce formellement une telle peine ; que, d'ailleurs, les raisons qui ont motivé la déchéance dans le cas du second mariage ne se rencontrent plus ici, et que, dès lors, on ne saurait tirer un argument d'analogie de l'art. 386.

Malgré ces arguments, l'opinion contraire nous semble préférable. Elle a pour elle les traditions romaines, et l'autorité du droit coutumier. Dans tous les temps, les veuves qui vivaient dans une débauche notoire ont été traitées comme étant beaucoup plus coupables que celles qui contractaient de nouveaux mariages. De tout temps, il a paru aussi contraire aux principes du droit qu'à ceux de la morale d'accorder plus de faveur à l'état de débauche d'une femme, qu'à celui d'épouse légitime. Le droit romain disait déjà *non enim amplius aliquid habebit castitate, luxuria.* (*Novelle* 39, cap. 3 *in fin.*) Et Pothier déclare formellement dans le n° 346 de son Introduction au titre des fiefs « que la garde » finit, pour cause de débauche publique à l'égard » d'une gardienne. »

L'art. 444 exclut ou destitue de la tutelle les personnes d'une inconduite notoire, et personne ne fait difficulté d'appliquer cette disposition à la mère tutrice. Or, il serait étrange que la mère déchue de la garde de ses enfants, conservât néanmoins l'usufruit, qu'elle gardât la jouissance, quand elle a perdu l'administration.

Dira-t-on, qu'il n'y a pas à craindre ici, comme dans

le cas de second mariage, que les biens soient détour-
nés de leur véritable destination, savoir, l'entretien et
l'éducation des enfants ? Mais il nous paraît tout au
moins vraisemblable que la mère notoirement adonnée
à la débauche se préoccupera peu des obligations que
la loi lui impose, et que les biens qu'elle recueillera,
à titre d'usufruitière, serviront plutôt à ses désordres,
qu'à l'entretien et à l'éducation de ses enfants.

Et d'ailleurs l'art. 335 enlève l'usufruit légal à la
mère qui aurait excité, favorisé ou facilité la débauche
de ses enfants. Or, la mère qui notoirement se livre à
l'inconduite, ne commet-elle pas une véritable excita-
tion à la débauche, et même la plus dangereuse de
toutes, celle de l'exemple ?

Le droit nous semble donc parfaitement d'accord
avec la morale, pour enlever à la femme qui se livre
à l'inconduite l'usufruit des biens de ses enfants mineurs.

Mais, en supposant l'usufruit éteint par le second
mariage, revivra-t-il dans le cas où la mère redevien-
drait veuve ?

Nous ne le pensons pas. En effet, le texte est formel.
Il dit : « L'usufruit cessera. » Cette rédaction est absolue. L'usufruit cessera, et d'une manière absolue et
irrévocable. D'ailleurs , par suite du second mariage, l'usufruit a fait retour aux enfants ; ils y ont
un droit acquis ; pour le leur enlever il faudrait un
texte formel, et ce texte n'existe pas. Objectera-t-on que
les motifs qui ont fait cesser cet usufruit n'existent
plus et que *cessante causa, cessat effectus ?* Ces motifs,
sans doute, ne sont plus aussi forts. Mais, il n'en est

pas moins vrai que le second mariage a pu produire des effets très-préjudiciables aux enfants du premier lit, telle serait, par exemple, la naissance d'autres enfants. Si cette considération a paru insuffisante pour faire cesser l'usufruit existant du père, on conçoit très-bien qu'elle ait pu paraître assez grave pour empêcher l'usufruit déjà éteint de la mère de renaître.

Une question plus délicate est celle de savoir si la mère, lorsque le second mariage est déclaré nul, est est privée néanmoins de sa jouissance légale.

Une première opinion distingue entre le cas où la mère était de bonne foi, et le cas où elle était de mauvaise foi. Si la mère était de bonne foi, le mariage a produit tous les effets civils d'un mariage valable, et au nombre de ces effets, figure la cessation de l'usufruit légal. La mère aura donc perdu l'usufruit. Si la mère était de mauvaise foi, le mariage étant complétement nul, n'a pu produire aucun effet civil, donc la mère aura conservé l'usufruit.

Une semblable opinion aboutit à un résultat étrange; car elle punit la bonne foi et récompense la fraude. Nous croyons qu'il ne saurait en être ainsi, et que, quel que soit le sort du second mariage, la mère, par le fait même de ce second mariage, a définitivement perdu l'usufruit.

Mais, dit-on, le second mariage étant déclaré nul, est réputé n'avoir jamais existé, et n'a pu, en conséquence produire aucun effet.

Soit, répondrons-nous, le second mariage a été annulé. Mais, s'ensuit-il que le fait de la célébration ne puisse entraîner aucune conséquence? Est-ce qu'en

fait, pendant tout le temps qu'a duré le second mariage, le mari n'a pas eu la pleine et entière disposition des revenus des enfants du premier lit? Par suite,
tous les dangers que redoute la loi n'ont-ils pas pu se
produire? Et dès lors, puisque le fait en prévision duquel la loi a prononcé la cessation de l'usufruit s'est
réalisé, pourquoi ne pas appliquer la déchéance prononcée par l'art 386?

Nous croyons donc que cet art. 386 est applicable
au second mariage même annulé, pourvu toutefois,
qu'il ait été librement contracté. Si, en effet, la nullité
du second mariage avait pour cause la violence exercée
contre la femme, alors, le consentement n'ayant pas
été libre, il ne serait pas vrai de dire quel s'est volon-
tairement soumise à la déchéance.

§ 6. — Le défaut d'inventaire dans le cas de l'art. 1442.

L'art. 1442 est ainsi conçu : « Le défaut d'inven-
» taire, après la mort naturelle ou civile de l'un des
» époux, ne donne pas lieu à la continuation de la
» communauté, sauf les poursuites des parties intéres-
» sées, relativement à la consistance des biens et
» effets communs dont la preuve pourra être faite tant
» par titre que par la commune renommée.

« S'il y a des enfants mineurs, le défaut d'inven-
» taire fait perdre, en outre, à l'époux survivant, la
» jouissance de leurs revenus et le subrogé tuteur
» qui ne l'a point obligé à faire inventaire est solidai-
» rement responsable avec lui, de toutes les suites de

« condamnations qui peuvent être prononcées au profit
« des mineurs. »

Il résulte de cet article, que le survivant des père et
mère qui, après la dissolution de la communauté, a
négligé de faire inventaire des biens de cette communauté, est déchu de l'usufruit légal.

C'est là une déchéance grave, et les interprètes ne
sont pas d'accord pour en déterminer l'étendue et la
portée.

Et d'abord, à quels biens s'applique cette déchéance?
On a soutenu qu'il ne s'agissait ici que des biens de la
communauté non inventoriés ; mais le texte seul suffit
pour nous faire décider qu'elle s'applique non pas seulement aux biens provenant de la communauté non in-
ventoriée, mais à tous les biens de l'enfant quelle
qu'en soit l'origine. Cette interprétation du texte est
corroborée par les discussions dont il a été l'objet au
conseil d'État.

L'inventaire doit être fait par un officier public
compétent, en présence du subrogé tuteur. Il doit être
fidèle et exact. Des omissions volontaires, *malicieuses*,
suivant l'expression de Pothier, équivaudraient au défaut d'inventaire, et entraîneraient la déchéance de
l'usufruit légal.

Mais dans quel délai doit être fait l'inventaire?

Le silence de la loi sur ce point a fait naître des controverses. Toutefois, par analogie des art. 795, 798,
1456 et 1459, on est généralement d'accord pour appliquer à notre hypothèse le délai ordinairement accordé pour dresser l'inventaire d'une succession, c'est-
à-dire le délai de trois mois, sauf la faculté d'en demander en justice la prorogation.

Mais, si le survivant des deux époux a laissé passer les trois mois sans faire l'inventaire exigé, quelle sera la conséquence de sa négligence? sera-t-il déchu nécessairement et irrévocablement de l'usufruit légal? Sur ce point, les auteurs discutent.

Trois opinions sont en présence.

Suivant une première opinion soutenue par Proudhon (*Traité de l'usufruit*, t. I, n° 170), il faut faire une distinction. Si les objets de la communauté sont encore susceptibles d'être facilement reconnus, même après l'expiration des trois mois, l'époux pourra faire inventaire ; seulement il ne gagnera les fruits que dans l'avenir, et à partir de l'inventaire ; car, en ce qui concerne les fruits échus avant cet inventaire tardif, il n'y a pas droit, puisque la condition sous laquelle ils lui étaient accordés n'a pas été remplie. Si, au contraire, les choses de la communauté ne peuvent plus être facilement reconnues, s'il est nécessaire de recourir à une enquête par commune renommée, alors le survivant est irrévocablement déchu, puisque d'une part, l'inventaire a été omis, et que, d'autre part, il n'est plus possible d'y procéder.

Une seconde opinion considère le délai de trois mois comme étant un délai fatal après lequel l'époux survivant est irrévocablement déchu du droit d'usufruit.

En effet, dit-on, quel est le but de l'inventaire? C'est de déterminer la valeur précise des biens, de prévenir les fraudes et les détournements. Or, pour que cet inventaire soit efficace, et que le but de la loi soit atteint, il est nécessaire de procéder à l'inventaire, dans un bref délai. Autrement, la preuve de la consistance des biens devient très-difficile, et il est nécessaire de recourir à l'épreuve toujours incertaine de la commune renommée.

Déjà, d'ailleurs, dans notre ancienne jurisprudence, le délai de trois mois était considéré comme fatal, et, voici comment, dans ses arrêts, s'exprime le Président de Lamoignon : « Est tenu le gardien de faire faire inventaire, des meubles, titres et papiers appartenant au mineur, dans les trois mois du jour de l'acceptation ; et ce temps passé, demeurera déchu du profit de la Garde-Noble. »

Enfin, d'après une troisième opinion, qui est consacrée par la jurisprudence, l'inventaire doit être fait aussi, dans les trois mois. Mais ce délai n'est pas fatal, et les magistrats pourraient encore, même après l'expiration du délai, ne pas déclarer déchu de son droit, le survivant père ou mère, si d'ailleurs le retard n'impliquait de sa part aucune négligence. En effet, l'art. 1442 ne fixe pas de délai pour lequel, la déchéance doive être inévitablement encourue. Or, s'il est vrai qu'on puisse, par analogie, assigner à l'inventaire un délai de trois mois, il nous semblerait téméraire de fonder sur un pareil motif, une déchéance aussi grave que celle de l'art. 1442.

Supposons que l'époux survivant soit de bonne foi, qu'il soit à l'abri de tout soupçon de fraude, et que le retard ait été indépendant de sa volonté; l'époux survivant, par exemple, a ignoré la mort de son conjoint, ou bien le notaire chargé de l'inventaire n'a pas pu, par suite de maladie terminer son opération dans les trois mois. Ne serait-il pas injuste de frapper le conjoint d'une déchéance qu'il n'a pas méritée, lorsque d'ailleurs; elle ne résulte pas d'un texte formel ?

Quatre articles, dans le Code, ont trait à la nécessité de l'inventaire, et aucun d'eux ne nous autorise à prononcer après les trois mois contre celui qui doit faire inventaire, une déchéance aussi rigoureuse.

L'art. 45, oblige le tuteur à faire inventaire, dans les dix jours de sa nomination.

L'art. 600 impose à l'usufruitier l'obligation de faire procéder à un inventaire des objets soumis à son usufruit, avant d'entrer en jouissance.

L'art. 795 accorde à l'héritier trois mois, à partir de l'ouverture de la succession pour faire inventaire; mais l'art. 800 lui permet de procéder encore à l'inventaire, après l'expiration du délai fixé, pourvu d'ailleurs qu'il n'ait pas fait acte d'héritier.

Enfin, aux termes des art. 1456 et 1465, la femme survivante doit faire inventaire dans le délai de trois mois, si elle veut conserver la faculté de renoncer, et de n'être tenue vis-à-vis des créanciers, que jusqu'à concurrence de son émolument.

Or, de ces différents textes, il est impossible d'induire aucune disposition qui autorise à prononcer contre le survivant la déchéance de l'usufruit légal, pour défaut d'inventaire dans un certain délai.

Il nous reste à examiner une question qui est l'objet de vives controverses.

La déchéance de l'art. 1442 s'applique-t-elle sous quelque régime que les époux soient mariés? Quant à la communauté, soit légale, soit conventionnelle, aucun doute n'est possible. Mais, on est allé plus loin, et on a prétendu que la déchéance de l'art. 1442 s'appliquait également au régime dotal, au régime de séparation de biens, et au régime exclusif de communauté.

Pour soutenir cette opinion on prétend qu'il faut distinguer deux parties dans l'art. 1442. L'une serait spéciale à la communauté dont elle abrogerait la continuation admise autrefois par plusieurs coutumes. L'autre contiendrait une disposition générale applicable à tous les régimes. La première partie de l'article s'adresse à l'époux en tant que commun en biens ; la seconde s'applique au survivant père ou mère, lorsqu'il y a des enfants mineurs. Or l'usufruit est, par lui-même indépendant des conventions matrimoniales. Les devoirs de l'usufruitier sont les mêmes, quel que soit d'ailleurs le régime de mariage.

L'erreur de l'opinion contraire vient de ce qu'elle interprète mal le second alinéa de l'art. 1442. Cet article n'a pas pour but de remplacer par la déchéance de l'usufruit légal, la continuation de la communauté qui avait lieu autrefois contre le survivant, par suite du défaut d'inventaire. En effet, dans l'ancien droit, de deux choses l'une : ou bien les époux avaient été mariés sous le régime de communauté, ou bien ils avaient été mariés sous tout autre régime. Dans le premier cas, l'inventaire était imposé à l'époux comme étant le seul moyen de liquider la communauté et de constater les droits de chacun des conjoints. C'était en tant que commun en biens que l'époux était soumis à l'obligation de l'inventaire. Dans le second cas, c'est-à-dire lorsque les époux avaient été mariés sous un autre régime que celui de la communauté, le survivant était encore obligé de faire inventaire. Mais, cette fois, ce n'était plus évidemment en tant que commun, puisqu'il n'y avait jamais eu communauté, mais c'était en tant que gardien de ses enfants mineurs.

Tel était l'ancien droit que le Code a reproduit dans la première partie de l'art. 1442. Il s'agit de deux conjoints mariés sous le régime de la communauté. Dès lors, le survivant est obligé, en tant que commun en biens, de faire inventaire. Dans la seconde partie de l'article, l'inventaire est imposé au survivant non plus en tant que commun en biens, mais d'une manière plus générale, au survivant en tant que père ou mère, en tant qu'usufruitier légal, et alors quelle influence un régime quelconque de mariage peut-il avoir sur une semblable obligation?

Il n'y a rien à induire de la place qu'occupe dans le Code l'art. 1442. En effet, on peut citer plusieurs dispositions qui, quoique placées au titre de la communauté, sont étendues sans difficulté aux autres régimes. Tel est l'art. 1408. Telle est aussi la preuve par commune renommée, laquelle est admise contre l'époux survivant, sous quelque régime qu'il soit marié.

Objectera-t-on que l'art. 1442 a un caractère pénal, et que, comme tel, il doit être appliqué d'une manière restrictive?

Mais l'art. 1442 a en vue l'usufruit, et ce n'est pas l'étendre que de l'appliquer partout où il peut être question d'usufruit. Quel est le but de l'art. 1442 en soumettant le survivant des deux époux à l'obligation de l'inventaire? C'est de déterminer les droits de chacun et de protéger les enfants. Or, cette nécessité de protection pour les enfants ne se rencontre-t-elle pas sous tous les régimes, aussi bien sous le régime dotal que sous le régime de communauté? Sans doute les dangers ne sont pas aussi grands sous les autres régimes que sous le régime de communauté, mais ils n'en existent pas moins.

Malgré toutes ces raisons, nous n'admettons pas cette opinion.

Elle se fonde sur une prétendue distinction entre les deux parties de l'art. 1442. Or, cette distinction nous semble difficile à admettre en face de ces mots « *en outre* » qui se trouvent dans l'article et qui ont évidemment pour but de relier le second alinéa au premier.

Le législateur, lorsque l'art. 1442 a été rédigé, n'avait en vue que le régime de communauté. L'exposé des motifs fait par M. Berlier nous révèle clairement la pensée de la loi sur ce point. Il résulte en effet des paroles de M. Berlier que le but de l'art. 1442 a été de substituer à la continuation de la communauté, qui résultait autrefois du défaut d'inventaire, la déchéance de l'usufruit légal.

On veut étendre la disposition de l'art. 1442 aux autres régimes, par analogie et en vertu du principe *ubi eadem ratio, ibi idem jus esse debet.* Mais, cette analogie n'existe pas, ou du moins, si elle existe, elle est fort incomplète. En effet, tandis que sous le régime de communauté la confusion est la règle, elle ne se produit, sous les autres régimes, qu'à titre d'exception.

POSITIONS.

DROIT ROMAIN.

1. Lorsque, pendant que l'héritier institué par le fils délibère, un esclave du pécule *castrense* fait une stipulation, et qu'ensuite l'héritier institué répudie, la stipulation valable d'après Ulpien est nulle d'après Papimien. (*Nec obstat.*, loi 14, § 1, *in fine* au Digeste, *De castrensi peculio.*)

II. L'objet donné ou légué par une femme à son mari militaire, à la condition que cet objet fera partie du pécule *castrense*, n'entre pas néanmoins dans ce pécule. (Ulpien, loi 8, *De castrensi peculio.*) Au contraire, lorsque le mari a été institué héritier par sa femme, l'hérédité fait partie du pécule *castrense.* (Papinien, l. 13, *De castrensi peculio.*) Cette décision s'explique par une faveur spéciale que les jurisconsultes avaient refusé d'étendre.

III. Lorsque la femme aliène sa chose pour libérer autrui, elle n'intercède point. (Loi 5, *ad senat. cons. Vell. Nec. obstat.*, loi 32, § 2.)

IV. Du temps des jurisconsultes, l'obligation contractée par un mineur de vingt-cinq ans, sans l'assistance de son curateur était valable *ipso jure* (l. 101, *De verb. oblig.*). Mais Dioclétien et Maximien vinrent introduire, à cet égard, une nullité de droit. (L. 3, au Code *De rest. in int.*)

V. Lorsqu'un tiers a donné de bonne foi à l'un des

époux également de bonne foi, la chose de l'autre conjoint qui ignore son droit, le donataire peut usucaper. Mais, si avant l'accomplissement de l'usucapion, les deux conjoints viennent à connaître la vérité l'usucapion sera interrompue. (*Nec obstat*, l. 44, *in fine*, au Digeste, *De donat. inter vir. et uœ.*)

VI. Lorsque le mineur a obtenu contre son ex-tuteur, en vertu de l'action *tutelæ directa* une condamnation inférieure à celle qu'il aurait dû obtenir, il peut, suivant les cas, agir de nouveau contre lui, soit par la *Restitutio in integrum*, soit par l'action *tutelæ directa*. (L. 25 et l. 46, au Digeste, *De periculo et administratione tutorum.*)

VII. la décision donnée par Africain dans la loi 33 au Digeste, *locati, conducti*, et suivant laquelle les risques de la chose vendue survenus entre la vente et la tradition doivent être supportés par le vendeur, est une opinion particulière à ce jurisconsulte.

VIII. Le mandant acquiert la possession par mandataire, et, au moyen de la possession, la propriété, lors même que la volonté du mandataire ne concorderait point avec celle des parties. Telle était du moins, l'opinion d'Ulpien, l. 13, au Digeste, *De donationibus*. Mais d'après Julien, la volonté du mandataire infidèle empêchait toute acquisition. (Loi 37, § 6, au Digeste, *De acq. rer. dom.*)

DROIT FRANÇAIS.

I. Le tiers saisi peut payer valablement entre les mains du saisi, ce qui excède les causes de la saisie.

II. Les servitudes continues et apparentes ne s'acquièrent que par la prescription de trente ans.

III. Le donataire avec charges ne peut point être contraint à l'exécution des charges.

IV. La clause prohibitive de l'usufruit légal peut s'appliquer à la totalité des biens donnés ou légués à l'enfant, et porter non-seulement sur la quotité disponible, mais encore sur la réserve.

V. Lorsque le survivant des père et mère n'a point fait, dans les trois mois l'inventaire prescrit par l'article 1442 du Code Napoléon, il n'est pas nécessairement déchu de l'usufruit légal, si l'inventaire tardivement dressé est reconnu fidèle et exact par les tribunaux.

VI. Lorsqu'une créance de la succession est mise pour le tout dans le lot de l'un des héritiers, il n'y a pas lieu d'appliquer à cette attribution l'effet déclaratif du partage.

VII. Le legs d'usufruit n'est jamais qu'un legs particulier.

VIII. Un jugement rendu au pétitoire peut servir de base à la jonction des possessions.

DROIT ADMINISTRATIF.

I. En cas d'expropriation pour cause d'utilité publique, le fermier ou le locataire a droit à une indemnité, lors même que son bail n'a pas date certaine.

II. La régie ne peut pas percevoir le droit de cautionnement, lorsque les débiteurs solidaires ont des intérêts inégaux dans la dette, ou même lorsque la dette a été contractée dans l'intérêt d'un seul.

III. Les art. 30, 31, 32, de la loi du 16 septembre 1807, sont encore en vigueur.

DROIT CRIMINEL.

I. Les circonstances qui sont de nature à changer la qualification légale du fait à punir étendent au complice leur effet aggravant ou atténuant, lors même qu'elles dérivent de qualités personnelles à l'auteur principal.

II. Nul ne peut, après avoir été acquitté, être poursuivi en raison du même fait, même qualifié d'une autre façon.

DROIT DES GENS.

Une puissance neutre qui se rend adjudicataire d'un navire capturé sur l'une des puissances belligérantes ne fait point un acte d'hostilité.

Vu par le président de la thèse,
BUGNET.

Vu par le doyen de la faculté,
C.-A. PELLAT.

Permis d'imprimer,
Le Vice-Recteur.
A. MOURIER.

Paris. — E. DONNAUD, Imprimeur de la Cour imp. et des Trib., rue Cassette, 9.

www.ingramcontent.com/pod-product-compliance
Ingram Content Group UK Ltd.
Pitfield, Milton Keynes, MK11 3LW, UK
UKHW020840120726
13693UKWH00002B/746